U0251154

三餐照吃健康地瘦

明星、素人都在用的健康瘦身法

增订升级版

吃到自然瘦

邱锦伶 著

湖南科学技术出版社　　博集天卷

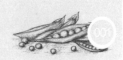

Contents 目录

PART
方法篇
2 七个顽强的恼人小问题，
吃对三餐来解决 _053

Contents
目录

PART 3

美食篇
邱锦伶的瘦身食堂 _123

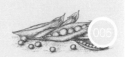

Contents
目录

Contents 目录

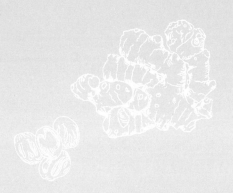

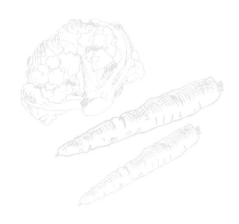

入门篇

吃得饱又瘦得了的
三餐吃法

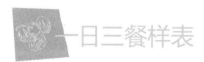

一日三餐样表

先计算出自己每天需要摄入多少克肉（也即优质蛋白质的量）

公式：（身高 –110）×3.75=　　　（克）

将计算出的量分成 5 等份，早餐和午餐各摄入 2 份，晚餐摄入 1 份。

＊这里的克数指生肉克重。

算法举例

一个身高 156 厘米的人，每天要摄入的肉量为：

（156–110）×3.75=172.5（克）

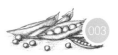

将这个量分成 5 等份，172.5÷5=34.5（克）。

早餐和午餐各摄入 2 份，即早餐吃 34.5×2=69（克）肉，午餐也吃 69 克肉；晚餐摄入 1 份的量，即吃 34.5 克肉。

＊有肾脏病史者及痛风或尿酸过高者，优质蛋白质摄取量请征询专业建议。

三餐食谱表

＊表格中提到的"碗"，容量为 200～250 毫升。

三餐	食谱	做法举例
早餐前	温姜汁	●做法见正文 58 页
早餐	鸡汤 1 碗 ＋ 肉 2 份 ＋ 水果 2 种 ＋ 主食适量	●鸡汤做法见正文 131～134 页 ●肉 小碗羊肉：羊肉与去皮姜片下锅拌炒，并加入适量米酒与姜汁酱油调味，煮熟即可盛起。 ●水果 苹果半个＋葡萄 6 颗 ●主食 隔夜白米饭适量
午餐	肉 2 份 ＋ 蔬菜 2 种 （分量为做好后加起来 1 碗） ＋ 主食适量	●肉＋蔬菜 西蓝花杏鲍菇炒肉片 （做法见正文 145 页） ●主食 隔夜白米饭适量

续表

三餐	食谱	做法举例
晚餐	肉 1 份 + 蔬菜 1 种 （分量为做好 后半碗） + 主食适量	● 肉 鸡腿烧肉：鸡腿肉敲薄，切成小块。姜片与鸡肉下锅，鸡皮朝下，两面煎至七八分熟后盛起（注意算好肉的克数，不要过量） ● 蔬菜 烫圆生菜 ● 主食 隔夜白米饭适量
三餐外 零食		● 红豆茯苓莲子汤（做法见正文 59 页） ● 红枣核桃小零嘴（做法见正文 209 页）

* 晚餐尽量在晚上 7 点半之前吃完，晚上 7 点半之后，建议只吃主食。因为癌细胞、脂肪细胞都是晚上比较活跃，尽量不要养肥它们，吃点主食或红豆茯苓莲子汤干料充饥就好。
* 每天要喝够 2000 毫升水。
* 姜汁做一次能喝很多天，也可以在炒菜时用来调味。姜汁早上喝下去之后胃会暖暖的。
* 正常情况下，成年人每周补充三次胶质 [1]，孕后期、月子期、哺乳期每周补充五次，每次分量大概一块巴掌大的猪皮。
* 鸡汤材料是一人七天的分量，煮一次分装七盒可以喝一周。

---

[1] 指食物中含有的动物胶原蛋白。

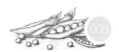

吃对肉，反而瘦

　　我的饮食调理观念里，优质蛋白质是非常重要的一个成分。因为**认真补充优质蛋白质可以把基础体质调温暖，只要体质不虚寒，血流速度就快，身体能得到充足的氧气和养分；如果再避开上火食物，认真摄取均衡的营养，内脏会变强壮，基础代谢率随之提高，免疫力也会提升。**这样不仅身体棒棒的，也更容易瘦下来。反之，如果优质蛋白质摄取不足，会导致心脏无力，人会懒洋洋的，做事缺乏勇气，身体代谢也跟着变慢，容易出现便秘等问题。

　　那优质蛋白质怎么补充呢？我的答案是吃肉。

四条腿的好过两条腿的，两条腿的好过没有腿的

肉类的选择顺序为：羊肉＞猪肉＞鸡肉＞鱼。

蛋白质分动物性蛋白质与植物性蛋白质。

常见蛋白质的来源分鱼、肉、豆、蛋、奶五类。根据营养学的定义，蛋白质的优劣，要看成分中每一种必需氨基酸的比例是否与人类接近，越接近的越好。蛋白质里氨基酸比例跟人类最接近的是蛋里含有的蛋白质，肉里含有的蛋白质也不错。不过鸡蛋非常容易引起过敏反应，我不主张吃。另外三类，鱼偏寒，豆、奶皆没有温度，而肉是温暖的。

所以我一向主张大家好好吃肉。那吃什么肉呢？——红肉。

红肉里的左旋肉碱可以让身体有耐力和爆发力，促进脂肪转化成能量，且在减少身体脂肪、降低体重的同时，不减少水分和肌肉，能强壮内脏；红肉里丰富的 B 族维生素和铁质还可以帮助身体造血。所以，只要正确和适量地吃，红肉对身体是好的。

羊肉与猪肉是补充优质蛋白质的首选，它们富含左旋肉碱，但多囊卵巢患者不建议吃羊肉，睾酮过高的人少吃。

鸡肉可偶尔吃，但身体有伤口，以及身体有炎症比如说胃在发炎、肠道在发炎、肾脏在发炎时不建议吃。上火时也不建议吃。

鱼类偏寒，且可能刺激妇科肿瘤生长，所以少吃为宜。

看到这里，有人要困惑了：羊肉不是上火吗？而且为什么没推荐牛肉？

其实，羊肉本身并不会导致身体上火，它是最温暖、左旋肉碱含量最高的肉，但若把它和上火的香辛料如辣椒、孜然等加在一起吃，那当然就上火啦。

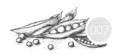

而牛肉却是容易让人上火的，还会引发口臭和妇科炎症。

不吃肉怎么补充优质蛋白质？

实在无法摄取动物性蛋白质的情况下，也可以选择摄取植物性蛋白质含量高的蔬菜，如蚕豆、西蓝花、芥蓝、西芹、香菇、青椒、紫菜、海带等，作为暂时替代品，但是效果会没那么好。

燕窝也富含蛋白质。可以先发好，用滚水汆烫，喝鸡汤时加一点进去。或者用燕窝+红枣（去核）+西洋参熬汤喝，可以增强气血循环。

内脏（肝、肚）也富含蛋白质，但痛风、三高、多囊卵巢患者以及尿酸高者不建议吃，睾酮过高的人也要少吃。

如果高温烹调超过 15 分钟，蛋白质会被破坏，变成劣质蛋白质。所以不管是做肉，还是烹调植物性蛋白质含量高的蔬菜，时间都要控制在 15 分钟以内。

北方四季分明，还可以根据季节有重点地选择肉类来吃：春天吃羊肉，夏天吃羊肉和猪肉，秋天吃猪肉，冬天吃羊肉。

＊ 如果制作炖排骨这类菜，去血水的过程即锅内加入冷水，把排骨放进去煮到水滚后关火，这段时间为 2 ～ 3 分钟，不算在这道菜的 15 分钟烹饪时间内。

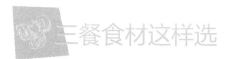 三餐食材这样选

蔬菜

多吃根茎花果类蔬菜，下午 4 点前可以吃叶菜类蔬菜。

一棵植物储存养分的地方在根，输送养分的地方在茎，叶子是用来进行光合作用的，所以，根茎花果类蔬菜最应该多吃。

蔬菜种类	食用时间	可选食材举例
根茎花果类	一般中午、晚上都可以吃	红薯、马铃薯、胡萝卜、洋葱、西蓝花、芋头、紫甘蓝、玉米、山药、荷兰豆、南瓜、青椒、甜椒、茄子、花椰菜、甜豆、豌豆、豇豆、蚕豆、御豆、四季豆、香菇、秀珍菇、杏鲍菇、蟹味菇、木耳、平菇、口蘑、金针菇

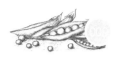

蔬菜种类	食用时间	可选食材举例
根茎花果类	这些比较寒，放在中午吃，晚上不可以吃	荸荠、慈姑、绿豆芽、西芹、莲藕、菱角、茭白、西红柿、海带、紫菜
叶菜类	包心菜，中午、晚上都可以吃	圆白菜、圆生菜
	大多比较寒，中午吃就好	空心菜、芥蓝、龙须菜、红苋菜、莴笋叶、油菜、莜麦菜

尿酸高、痛风者不宜吃菌菇类

鼻子过敏者不宜吃大葱、四季豆

皮肤过敏者要忌口西红柿、青椒、甜椒、茄子、南瓜、玉米、芋头

有妇科肿瘤者忌口山药

多囊卵巢患者不宜吃菌菇类、南瓜、海带、紫菜

甲状腺功能亢进者不宜吃海带、紫菜

甲状腺功能减退者忌吃十字花科蔬菜，如芥蓝、圆白菜、西蓝花、花椰菜、紫甘蓝、油菜

肝脏功能不佳的人不宜吃玉米和花生

胃胀气的人不宜吃红薯

睾酮过高的人少吃锌、硒含量高的杏鲍菇、香菇、南瓜、海带 、紫菜、松子等

水果

水果可选范围

狝猴桃（绿肉）1/2 个、牛油果 1/4 个、百香果 1/2 个、莲雾 1 个、木瓜 6 口、红提（巨峰葡萄太寒，不建议吃）6 ~ 10 个、小颗苹果 1/2 个或大颗苹果 1/4 个、枇杷 3 ~ 5 个、释迦果 1/2 个、草莓 3 ~ 5 个、小根香蕉 1 个或大根香蕉 1/2 个、

樱桃 6 ~ 10 个、火龙果 6 口。柿子、柑橘类、油桃、番石榴等可以偶尔吃。

● 水果大多是寒性的，吃多了容易水肿，所以一天只吃一次，从以上水果中选择两种来吃。

● 水果酵素可以帮助食物分解代谢，水果里的维生素 C 还可以帮助身体造血，所以水果放到早上吃，替代蔬菜。

● 体质较寒的人，在摄入温姜汁、鸡汤、肉、主食后吃水果。

有痔疮者忌口樱桃和榴梿。

有妇科肿瘤者、甘油三酯和胆固醇过高者不建议吃牛油果。

鼻子过敏者不要吃柑橘类水果，如橘子、橙子、柠檬、柚子等。

肺虚、气喘者不建议吃表皮带绒毛的水果，如草莓、枇杷、猕猴桃。

体寒、排便松散不成形的人不建议吃火龙果。

胃不好、肾脏不好、血糖高及患有糖尿病的人不建议吃柿子，如果没有前述情况一定要吃的话，在饭后吃，与蛋白质的摄入间隔一小时以上。

消化不良、胃功能弱的人不建议吃油桃。

心脏无力、排便小条、容易排便排不干净的人不建议吃番石榴。

肾病患者如肾脏功能不全、明显水肿、高钾血症者不建议吃香蕉。

主食

主食可选

1. 米饭。

2. 白面条、乌冬面：一星期吃两到三次。

3. 白馒头、白吐司、法国面包、贝果：不胀气的人偶尔吃，有胀气者不建议吃。

4. 杂粮饭和杂粮馒头：一星期最多吃四次，有胀气、皮肤过敏、牙龈肿痛和出血症状的人不建议吃杂粮（包括燕麦、大麦、黑麦、荞麦等）制品。

5. 冬粉和米粉：一星期最多吃四次。

6. 睾酮过高的人少吃锌、硒含量高的糙米、荞麦、燕麦、黑米。

* 在择食三餐里，淀粉的摄取是在菜和肉吃够量后，以整体八分饱为原则。

首选抗性淀粉

我最推崇的淀粉是抗性淀粉，首选是隔夜白米饭（做好白米饭后冷藏储存，待食用时加热至温热），因为它含有的淀粉是抗性淀粉。

抗性淀粉较其他淀粉难降解，在体内消化缓慢，摄入后不致使血糖升高过快，可以调节血糖水平，特别适宜有控糖需求、血糖高的人摄入。摄入抗性淀粉后不容易饥饿，而且会有助于胆固醇和甘油三酯的排泄，因此具有一定的瘦身效果。

抗性淀粉存在于某些天然食品中，如大米、红豆、马铃薯、红薯、山药、芋头、鹰嘴豆、豌豆、菜豆、蚕豆、香蕉。做法可以参考隔夜米饭的食用方法，先蒸熟放凉，放入冰箱冷藏，待食用时加热至温热。

寒性体质的同学在改善寒性体质前（一般是择食的第一年）只能把马铃薯、红薯、玉米、芋头当作蔬菜吃。肝脏功能不佳的人以及皮肤过敏的人，不宜食用玉米。大家可以参考自己的身体状况和择食禁忌证选用合适的抗性淀粉来食用。

另外，还有同学来问怎么分辨面包有没有用鸡蛋，我一般会让他去看配料表啦，但有的面包房没标示，那就看看面包表面，油亮的通常是刷过蛋液的，这种就要避免食用。

胶质

胶质可选

猪皮、猪蹄、鸡爪、牛蹄筋、鹅掌、鹅翅、花胶、海参。

禁忌证

痛风、尿酸高、三高的人不建议摄入胶质，但只有高胆固醇症状的人可以

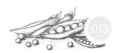

吃零胆固醇的海参。

有妇科肿瘤的人不建议吃花胶。

身体有伤口，以及身体有炎症比如说胃在发炎、肠道在发炎、肾脏在发炎时不建议吃鸡爪、鹅掌、鹅翅。上火时也不建议吃。

看完前三节，你可能会有这些疑问

我根据什么原则制订了这样一套三餐吃法?

人体需要摄取足够的营养素才能正常运转，六大营养素中，蛋白质和脂肪可通过肉类来补充；维生素和矿物质可通过蔬菜、水果来补充，但蔬果大都是寒性的，不宜多吃；碳水化合物和水可通过饭、汤水来补充。所以三餐应有菜有肉有主食，还要补充两种水果，喝鸡汤及适量水。此为基础原则。

每天摄入的总肉量公式为：（身高 −110）×3.75（克），平均分成 5 份，早餐和午餐时各吃 2 份，晚餐时吃 1 份。肾脏有问题的人，蛋白质要减量，具体需遵医嘱。

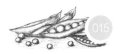

为什么午餐是一肉两菜或一肉一菜的搭配，而没有更多种肉和菜呢？主要是为了避免多种食物交叉过敏的可能性。

为什么蛋、奶、黄豆制品、高温烘焙的坚果等都不建议吃？

因为它们是潜在致敏原。不是只有引起瘙痒、皮肤起小疙瘩才算过敏，有些过敏反应是比较隐性的，容易被大家忽视。根据我十几年的咨询经验，鸡蛋可能刺激肿瘤，引起妇科炎症、掉发、唇干脱皮，牛奶会引起便秘、导致胃胀气，黄豆的过敏反应是影响睡眠、导致情绪低落或抑郁、刺激长青春痘等（红豆不是黄豆科，所以可以吃）。

中国医学科学院北京协和医院在《中国人群 1952 次严重过敏反应回顾性研究：临床特点、诱因及治疗》一文中发布了中国人发生过敏性休克的诱因排序，食物诱因中小麦排第一，坚果排第三，豆类排第四。协和医院的专家也指出，鸡蛋是婴幼儿中最常见的致敏原，但要论及造成过敏的严重程度，牛奶则更胜一筹；带壳的海鲜（如螃蟹、贝类）则是大龄儿童和成人最常见的食物致敏原。中国的《预包装食品中的致敏原成分》规定，应在食品标识里标明的致敏原成分有八类：大豆、蛋类、乳、花生、含麸质的谷类、坚果、鱼类和甲壳类及其制品。

坚果也不是完全不能吃，只要不高温烘焙就行，可以选择低温烘焙、水煮或者蒸（注意不要加会让人上火的调料）的方式。低温烘焙的也只能偶尔吃，严重上火时最好别吃。

不喝牛奶怎么补钙?

1.择食鸡汤:本书里的四款鸡汤是用鸡骨架和鸡爪熬制的,食用后可补充到汤里的液态钙、水解蛋白质和胶质。

2.含钙蔬菜,如圆白菜、芥蓝、海带、蚕豆(胃不好的人食用时要去膜);燕麦片(不过敏者可食)、椰枣(高钙、高铁、高蛋白,所含糖是单糖,几乎无热量,可做零食)等。

3.通过安全性高、吸收快的柠檬酸钙来补充钙质。

找绝不适合自己的食物，非常重要

很多人刚接触我的饮食调理理念时都是有点疑惑的,因为择食的很多主张跟普遍流行的营养观点相悖。就算抱着试试看的心态勉强接受择食,也多半坚持不下去,因为开始执行后会发现我不让吃的食物很多,因此不少人就开始本能地抱怨没的吃,继而顺理成章地拒绝执行下去。

肯定句当然比否定句容易让人接受啦,但是能吃的东西毕竟还是占多数,没办法尽数,不能吃的东西却值得再三提醒。因为一旦吃错食物,身体引发的连锁反应可能是你自己都无法觉察的。

一些基础的忌口食物,比如上火食物、寒性食物,适用于所有人;而不同

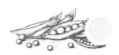

症状对应的忌口食物可根据自己的身体状态有选择地忌口。（忌口表格见正文233 ～ 238 页。）

很多同学觉得择食难执行，是因为忌口的都是自己爱吃的食物。其实是这样，如果你判断出身体上一些不好的症状可能是某某食物导致的（比如，吃完黄豆就长痘痘），那就先严格忌口一个月，如果有好转了，那建议你继续忌口半年到一年，直到症状完全消失。

当自己原本不舒服的状况完全消失之后，你可以尝试少量摄取引起问题的食物，如果一段时间后问题又出现，就继续忌口至少半年，然后重新尝试；如果每次只要一开始吃那种食物，不舒服的感觉就随之而来，那就不用再挣扎了，最好彻底告别它。但是也有可能在重新开始吃之后，你并没有不舒服，那就可以记住——只要不要长期大量吃，偶尔吃吃是可以的。

择食适合绝大多数人，因为它的宗旨是调整基础体质。体质调好了，身体就能得到充足的氧气和养分，内脏自然强壮，免疫力也就提升了，很多问题会迎刃而解。

所以不管你是久减不瘦，经期不准，还是便秘、失眠、长痘、长斑，先按照择食三餐吃起来，调好体质，这是基础。有的同学并没有严格择食，只是部分忌口或者三餐中的一餐或两餐做择食餐吃,身体的各种问题也有了明显改善。比如忌口最基础的寒性食物和上火食物、自己最想改善的问题对应的忌口食物。比如上班族午餐、晚餐经常外食,那至少可以先每天吃一顿择食早餐,活力满满地开始一天的工作生活。午餐、晚餐至少可以避开自己身体情况需要忌口的食物,点餐时标注不加容易引起上火的调味料,如果菜里多油多盐,可以用开水涮一下,等等。正文 224 页开始列出了外食建议。我们也把姜汁、鸡汤、红豆茯苓莲子汤、猪皮、花胶都做出成品的健康食品——邱品,方便上班族择食。

做好择食,简单到只有两句话

在对的时间吃进对的食物:即按照本章择食三餐的要求吃。

避开不适合自己的食物:后文中会有不同症状对应的忌口食物,可根据自身情况列出专属自己的忌口清单。

邱老师一对一咨询时
用的体质分析表

很多读者都反映自己看书是学不会择食的，必须找我咨询才可以，其实不然啦，之前我做一对一咨询时都会先给我的学生做体质分析，分析出他们的体质和引起身体或情绪问题的食物有哪些，然后给他们列出详细的需要忌口的食物。我在这本书里公开体质分析的表格，大家可以自己根据表格来分析自己的体质，列出自己的忌口食物表。

表格里一共有13种体质，对照症状一一勾选，假设不幸全部中招，就真的需要按照表格中的建议严格执行。如果不舒服的状况真的跟食物有关，一般来讲完全忌口一个月之后，就会开始感觉到情况好转。接下来就很简单了，一旦你忌口一个月后不舒服的状况有好转，我会建议你接着至少忌口半年到一年，持续到这个不舒服的状况完全消失。

有人会大惊失色地说："忌口那么多食物，我还能吃什么？"这些我们都考虑到啦，所以"美食篇"提供了45种菜谱，基本规避了表格里需要忌口的食物，照着吃就可以。特别身体问题需要忌口的食物也有标注，大家要仔细看。

本篇最后是一篇读者分享，讲述她是如何看《吃到自然瘦》照书操作后月瘦5千克、改善身体其他不适、拥有正面思考能力的。

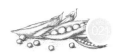

□ 手脚冰冷   □ 鼻子过敏、鼻涕倒流

□ 皮肤过敏   □ 尿频、夜尿

□ 排便松散或不成形   □ 流眼油

□ 腰酸   □ 分泌物多、易有妇科炎症

□ 痛经

忌口寒性食物（详见正文 44 页），早餐前喝温姜汁（做法见正文 58 页），三餐认真择食，补充海豹油（注意事项详见正文 235 页）。

□ 早上起床有眼屎   □ 眼睛容易干、酸、痒

□ 口干舌燥、口臭   □ 容易嘴破

□ 大便硬、颜色深   □ 易怒、无名火、暴躁

□ 浅眠、失眠   □ 肤色暗沉、脸上长斑、皮肤过敏

□ 脸上容易出油、长痘   □ 长息肉、脂肪瘤

忌口上肝火食物（详见正文 45 页），三餐认真择食，不熬夜，做好情绪调整。无法避免外食、倒班工作的同学还可以喝邱品舒甘玫瑰饮辅助去肝火。

阴虚火旺体质

☐ 手脚冰冷   ☐ 鼻子过敏、鼻涕倒流

☐ 皮肤过敏   ☐ 尿频、夜尿

☐ 排便松散或不成形   ☐ 流眼油

☐ 腰酸   ☐ 分泌物多、易有妇科炎症

☐ 痛经   ☐ 早上起床有眼屎

☐ 眼睛容易干、酸、痒   ☐ 口干舌燥、口臭

☐ 容易嘴破   ☐ 大便硬、颜色深

☐ 易怒、无名火、暴躁   ☐ 浅眠、失眠

☐ 肤色暗沉、脸上长斑   ☐ 脸上容易出油、长痘

☐ 长息肉、脂肪瘤

✸ 建议

忌口寒性食物、上火食物，早餐前喝温姜汁，三餐认真择食，不熬夜，做好情绪
调整。

上胃火体质

☐ 胃闷、胀痛   ☐ 胃溃疡

☐ 胃食管反流   ☐ 胀气

☐ 胃发炎   ☐ 消化不良

☐ 早上起床口苦   ☐ 乳房胀痛

☐ 牙龈肿痛   ☐ 容易紧张、焦虑

✸ 建议

忌口上胃火食物（详见正文 234 页），如甜食、五谷杂粮（含黄豆制品）、奶制品、
糯米类、竹笋类。三餐定时定量，每一口食物嚼 30 下。

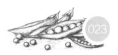

上肠火体质

☐ 羊屎便、有便意但排不出来　　　☐ 慢性便秘

☐ 大便臭、黏，放屁臭　　　☐ 唇干、脱皮、下唇红

☐ 手上有老人斑　　　☐ 小腿皮肤粗糙、冬天容易干痒

☐ 肛门红肿、排便出血、痔疮

✷ 建议

忌口上肠火食物（详见正文 46 页），如蛋类制品、蒜头（包括蒜苗）、韭菜（包括韭黄）、虾子（包括虾米、龙虾）、奶制品。

心脏无力体质

☐ 嘴馋　　　☐ 饿或累时容易不耐烦

☐ 气虚、讲话久了容易累、爬楼梯喘　　　☐ 容易疲倦、早上赖床

☐ 没有便意、排不出来　　　☐ 心闷、心律不齐

☐ 容易生闷气、容易担心

✷ 建议

认真摄取优质蛋白质和抗性淀粉，补充心脏辅酶 Q10（注意事项详见正文 237 页）。

钙质流失体质

☐ 难以入睡 ☐ 浅眠多梦

☐ 颈部僵硬、酸痛 ☐ 睡到半夜脚抽筋

☐ 半夜醒来难再入睡 ☐ 走神、注意力不集中

☐ 记忆力减退 ☐ 焦虑、不安

☐ 不耐烦、怕吵 ☐ 便秘或腹泻

❀ 建议

认真摄取含钙食物和柠檬酸钙，忌口刺激神经的食物（详见正文 92 页）。

肾虚体质

☐ 水肿 ☐ 早上起床眼皮或眼袋浮肿

☐ 掉发、头发变白 ☐ 尿频、夜尿

☐ 腰酸 ☐ 温度或情绪剧烈变化时容易偏头痛、肩
颈酸痛或血压升高

❀ 建议

忌口上肝火食物，三餐认真择食。

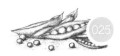

蛋过敏体质

- ☐ 易怒、脾气暴躁
- ☐ 妇科肿瘤
- ☐ 失眠
- ☐ 唇干、脱皮
- ☐ 羊屎便或排便不成形
- ☐ 粉刺
- ☐ 痔疮出血
- ☐ 儿童多动
- ☐ 口臭
- ☐ 耳朵莫名痒
- ☐ 肩颈僵硬酸痛

- ☐ 易有妇科炎症
- ☐ 心脏部位莫名疼痛
- ☐ 香港脚（脚气）
- ☐ 小腿皮肤干燥粗糙
- ☐ 大便臭、黏
- ☐ 毛囊炎（毛囊角质化）
- ☐ 男性雄激素性脱发
- ☐ 富贵手
- ☐ 耳鸣
- ☐ 扁平疣
- ☐ 走神、注意力不集中

☐ 头皮异常出油、有头皮屑、头皮痒、掉发

❋ 建议

严格忌口蛋类制品至少一年。

奶类及其加工制品过敏体质

- ☐ 腹泻或便秘
- ☐ 慢性胃炎
- ☐ 早上起床口苦
- ☐ 髋关节咔咔响
- ☐ 扁平疣

- ☐ 羊屎便、有便意但太硬排不出来
- ☐ 荨麻疹
- ☐ 香港脚（脚气）
- ☐ 毛囊炎（毛囊角质化）
- ☐ 牙龈出血

❋ 建议

严格忌口奶类制品至少一年。

黄豆及其加工制品过敏体质

- ☐ 浅眠多梦
- ☐ 难以入睡
- ☐ 青春痘
- ☐ 早上起床口苦
- ☐ 胃食管反流
- ☐ 胃闷、胃痛、胃发炎
- ☐ 妇科肿瘤
- ☐ 香港脚（脚气）
- ☐ 痛风、尿酸过高
- ☐ 胀气
- ☐ 注意力无法集中
- ☐ 情绪突然低落忧郁

❋ 建议

严格忌口黄豆类制品至少一年。

五谷杂粮过敏体质

- ☐ 胃闷、胃痛、胃发炎
- ☐ 失眠
- ☐ 皮肤过敏
- ☐ 胀气
- ☐ 牙龈出血

❋ 建议

严格忌口五谷杂粮类制品至少一年。

牛肉过敏体质

- ☐ 上火
- ☐ 口臭
- ☐ 易有妇科炎症
- ☐ 白天昏昏欲睡

❋ 建议

严格忌口牛肉制品至少一年。

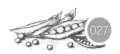

《吃到自然瘦》读者分享照书吃三餐月瘦 5 千克心得

Example
真人实例 | 刘盼（女）

年龄：32 岁

职业：知识直播主播

减肥未果，开始尝试健康饮食

生完孩子的那几年，我的体重一直在 57.5 千克以上，从来没低于过这个数，身材臃肿，胖得一点精神都没有。

所以我决心开始减肥，每天运动，大汗淋漓，体重却一点也没减，后来遇到了瓶颈，反反复复没成功。偶然间我又看到了高蛋白饮食法，尝试几天之后还是感觉不适合自己。

这时我想起了怀孕时买的一本书——旧版《吃到自然瘦》，我想这本书里介绍的饮食习惯看起来是很健康的，就试试吧。其实当时我根本没指望正常吃饭就能减重，但不知不觉坚持下来，一个月就瘦了 5 千克，明显感觉身体轻松了很多，整个人精气神都变了。

准备择食，按照步骤做了计划

准备择食时，我先看了书里面介绍的 13 种体质，一个个对照着勾选，发现自己体质偏寒，有手脚冰凉的问题，平时肠胃也不好。

判断完体质后，就明确了自己要忌口的食物：寒性的东西，像我之前常吃的黄瓜、白菜，以后就不能再吃了；牛肉这类上火的食物，也应该完全忌口；虽然从小很喜欢吃面食，但是我胃不太好，开始择食后，馒头、小麦等发酵类和五谷杂粮类食品，我也都相应忌口了。

鸡蛋、牛奶，以及蛋类制品、奶类制品等，我因为以前就不爱吃，索性也完全忌口了。虽说不爱吃，但书中建议忌口这些食物，还是跟我之前的观念有一定分歧，之前我不知道这类食物会给身体带来如此多的过敏反应，像易怒、容易有妇科炎症、口臭、富贵手、拉肚子、便秘、胃发炎、荨麻疹、早上起床口苦、牙龈出血等等，居然都跟蛋类制品、奶类制品过敏有关。

还有忌口黄豆这个事，我也挺意外的。我公公以前患有痛风，我是去年才知道他不吃黄豆类制品的，恰好老师书里也写到了尿酸高的人、痛风患者要严格忌口黄豆及其加工制品，这点让我觉得挺神奇的，之前我从来没关注过。

然后就是关注能吃的，西红柿、马铃薯、羊肉、猪肉、洋葱、鸡肉、胡萝卜、豆角、木耳、隔夜米饭都是我经常选择的。红豆茯苓莲子汤、姜汁我每天都在喝。喝红豆茯苓莲子汤是我坚持得最好的习惯，很好喝，不加糖都觉得甜甜的，而且真的感觉它能去湿，把我身体里的废水都排掉了。

我做菜的方法也有所改变，基本以少油为主，加的调料也很少，通常都是炒、炖，肉的烹饪时长不超过 20 分钟。以前我们家的人做饭，肉都炖很长时间，

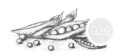

觉得越烂糊越好，基本上吃不到食物本身的味道，都是调料的味。其实食物本身的味道就很香，但是往往烹饪后就把食物的原汁原味破坏掉了。所以我觉得回归到一些简单的烹饪方法很棒！再加上吃到的食物很简单，能让整个人也变得很简单。

刚开始有些不习惯，我能做的就是坚持

我刚开始择食那段时间正好赶上过年，在别人家吃饭有时做不到严格择食。刚开始我不太习惯，我喝不惯鸡汤的味道，大早上起来就吃羊肉片、隔夜米饭、水果，也跟我以前的饮食习惯差别很大。

但我每天仍然按时按量吃肉、菜，补充到了蛋白质、维生素等等，老师让正常吃的这些东西，我坚持了 20 天左右的时间，基本就能看到效果。后来慢慢习惯了就好了，因为我知道自己的目标，就想着坚持，得按照这个方法慢慢调整饮食，真正坚持下来发现还好。

过了一个月，我的体重从原来的 57.5 千克下降到了 52.35 千克，身体各个部位的围长也有比较大的变化：腰围从 82 厘米减到 76 厘米，大腿围从 54 厘米减到 52 厘米，小腿围从 40 厘米减到 38 厘米，胳膊围从 29.5 厘米减到 27 厘米。

身边有很多人很久没见面，再次看到我都会说："哇，你怎么会有这么大变化？"我就会跟他们分享择食带给我的改变，也会建议他们不吃黄豆类制品、奶类制品、蛋类制品。有些人不理解，但是我觉得每个人不尝试是体会不到个中奥妙的，反正我自己亲身感受了，手脚冰凉、胃不舒服、便秘等问题都有改善。

我看很多老同学说睡眠情况有了很大改善，我倒是没有特别深的感受，可能因为我作息一直比较规律。不过仔细回想起来，感觉睡眠质量确实变好了一些，以前我经常做梦，现在只偶尔做梦。

我现在见到身边的人，都真心建议他们试一试择食。择食太神奇了，在正确的时间吃正确的食物，真的能让人获取正面思考的能力。尤其最近一段时间，我的这个感受很强烈，基本没有什么事情能让我焦虑，我的正面思考能力非常强。

家人支持，我以后也会坚持下去

回想整个择食过程，我觉得一点也不辛苦、不难，主要是把自己该忌口的寒性食物、上火食物都忌口，其他都照常，该吃肉吃肉，没有长胖的负担。怕肉变成劣质蛋白质的话，就放到高压锅里炖，这样能炖得软烂入味又很健康。

我感觉这样的饮食习惯很好，我不只因此瘦了好几千克，而且现在也不容易变胖了。平时在嘴馋的时候，我多吃点零食也基本上不长肉了，体重也没有太大波动，这代表着我的新陈代谢水平应该也变高了，真的特别好。

另一件让我很开心的事是家人的支持，我做择食餐时他们都会跟我一起吃，我老公是一点一点看着我瘦下来的，他很认可择食理念，未来我也期望我的家人都能按照择食理念吃饭，通过择食找到正面思考的自己。

最后分享一句我很赞同的话："大道至简。"我感觉择食也是如此，健康、简单，在正确的时间吃正确的食物，以此获取营养，满足整个人的需求。

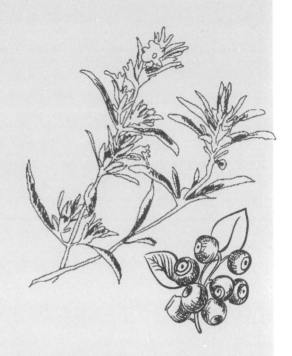

PART
通识篇

1

三餐吃饱，自然健康瘦

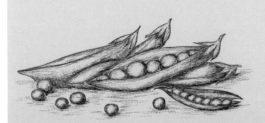

生物都有自我疗愈本能，但大多数的现代人都已经失去了这个本能，找回分辨食物好坏的本能，才能为你的身体趋吉避凶！

所有动物都有所谓的动物性本能，当它们受伤的时候，它们会知道要先找一个隐秘的地方休息，甚至自发地去嚼食一些植物（草药），而趋吉避凶更是动物的自然天赋，反射性地避开危险基本上是不用经过思考的；人本来也具备这种天赋，很多状况，我们应该会有反射性的反应，因为自己知道这是危险的，是必须避开的，但为什么我们的身体吃到不干净的食物或不对的食物会没有感觉，甚至没有发出警告来让我们知道这个食物其实是不适合自己的？

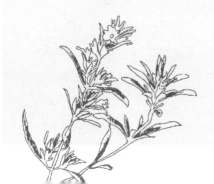

过度复杂的饮食，以及情绪的混乱，导致我们变成身心灵失调的个体，慢慢地失去我们的灵觉（就是所谓的动物性本能）。

过度复杂的饮食，意思是现代人的饮食习惯多半会过度调味，并且烹调方法繁复。其实这个道理很简单，就好比你拿起一块生肉，如果它有任何不新鲜、难闻的气味，你会比较容易闻得到，但如果这块肉经过水煮后再加入酱油、冰糖久炖，然后又加入花椒、八角等香料，先不提这种烹调方式如何破坏蛋白质，就连这肉究竟新不新鲜你都很难再闻出来。过于复杂的烹调方式，本来就会影响我们对食物好坏的判断。

而情绪混乱，则是因为现代人的生活以及工作都过度负荷。这肯定是许多人的共同困扰，大家却也多半觉得无奈而放弃改变，久而久之失去调整以及自我平衡的能力而不自知，但这样忽略照顾自己的情绪，必须承担的后果你真的承担得了吗？

听起来上述这些问题仿佛很无解，不要被吓到，找回人的基础本能其实很简单，简单到让你惊讶的地步。

追求纸片身材？是想老得快点吗？

"斯嘉丽·约翰逊与娜塔莉·波特曼，你比较喜欢谁的身形？"

有个朋友不断做市调，每碰到一个人就会这样问，原来她一心想要当纸片人，她觉得斯嘉丽·约翰逊代表的是肉肉的美感，而娜塔莉·波特曼则象征纸片人的美感。

她当然也把我当作市调的对象，我的答案很简单，最美的当然是纤秾合度，纸片人在我的眼中等于不健康，怎么会美？我很清楚纸片人是现在的主流审美观下大部分人追求的目标，而我要说的是，如果你追求当一个纸片人，而忽略了你身体所需要的养分，你的皮肤不会有光泽，你的手会像鸡爪，皱纹很容易爬上你的脸，这些因身体没有足够营养而出现在外形上的副作用，你真的都有想清楚过吗？换句话说，你会变成一个看起来比实际年纪老的瘦子，这真的是你在追求的吗？

  在我咨询过的学生当中，不论是普通人还是艺人、官商名流，几乎都以瘦身为目标，而我也总是一再地强调，瘦身其实很简单，只要是愿意为了自己的身体而好好"择食而吃"的人，在健康状况调整好后，瘦身只是你所得到的回报之一，而不是唯一收获。

  更何况自觉太胖而以瘦身为目标的人，肥胖的主要原因是身体并存各种健康问题，例如最常见的水肿、过敏、妇科疾病，甚至是高血压、高血脂、高血糖等问题。这可以说明，肥胖绝对不是单独发生的，一定是身体的运作出了问题，才引发了里里外外、大大小小的毛病。所以，请把你的眼界放大，瘦身不是唯一的目标，让你身体健康、代谢正常，精、气、神都达到巅峰状态，才是我最大的目标！否则，光有漂亮的身材，却有张气色不好、皮肤粗糙的脸蛋；或者瘦下来了，精神却不好，那要如何在职场上继续打拼，实现你的人生梦想呢？

  想要改变，一点也不难，不必看医生、吃药，不必毫无章法地疯狂运动，只要吃对了，就能远离"减肥地狱"！通常会引起身体某些不舒服或者肥胖的状况，绝大部分可能跟长期喜欢吃的食物有关，你真的了解你喜欢吃的食物对身体造成的影响吗？其实，只要改变吃到嘴里的食物，选择"对的食物"，在"对的时间"吃，以及调整生活作息，大概经过2周，你就能感受到吃对食物后身体反馈给你的善意，并且在照镜子时深深喜欢上自己。

挨饿时你的身体发生了什么

  一般人都认为想要变瘦就得挨饿，我身边的朋友就不乏试过挨饿减肥方法的人，像是什么过午不食，不吃主食，或者是只吃苹果餐、代餐、辣椒餐等，无奇不有。

我认识许多一辈子致力于减肥的朋友，这种类型的人很容易在短时间之内瘦下来，但一段时间不见，他可能复胖回来；复胖之后，他又变本加厉地挨饿减肥，然后又快速瘦下来，之后再度快速胖起来，这种"溜溜球效应"是所有减肥者的梦魇。**用挨饿来换取瘦身的结果，不但复胖率非常高，而且长期下来，有可能要付出内脏因营养素不足而慢性衰弱的代价。**这似乎是危言耸听，但很不幸，它是事实。

所以，我常开玩笑地说："瘦下来没什么了不起，瘦很多也没什么了不起，能够长久维持、一直不复胖才是真的了不起！"

所以，想瘦得漂亮，瘦得健康，瘦得长久，请先记住这句话——"想瘦，吃对食物就对了！"

你可能会问："有没有搞错，都已经要减肥了，却还要我吃，这样怎么可能瘦得下来？"

没错，就是要吃，而且要吃对！这就是"择食"的道理——**选择对的食物，你绝对不需要挨饿，而且还可以吃得好、吃得满足，如此一来，身体才能吸收到足够的营养，重新启动代谢。**

这些营养的重要性，不容小觑。就像汽车没有汽油就绝对不能启动的道理一样，这些营养，是身体的必需品。节食在短期内也许可以见效，但对身体的伤害极大。想想看，没有汽油的车子，就只是一个虚有其表的外壳，怎么可能跑得动呢？所以，没有吃东西的身体，也一样无法为你工作，只能在短时间之内维持外表的假象，时间久了，不只是会复胖那么简单，你在节食期间失去的健康，往往得花双倍甚至更多的时间才调养得回来。

　　身体的运作其实有一定的规律可循，每个人每天一定要摄取足够的六大营养素，包括蛋白质、脂肪、维生素、矿物质、淀粉（碳水化合物）、水，这六大营养素对内脏的运作来说，缺一不可，所以只吃某些特定食物的减肥法，或者不吃某些特定食物的减肥法，也许可以在短期内看到效果，但长期来说，会影响内脏的功能，终究还是要以身体健康作为代价的。

　　除此之外，我很坚持必须摄取优质的营养素。就像质量好的汽油才不会伤害车子一样，同样地，优质的营养素才能提供身体运作所需的能量。

　　而当身体逐渐吸收这些好的养分，把过去数十年之间不断累积的坏东西代谢掉之后，你的身体就会像是一部刚刚保养过的顶级轿车，爆发力十足，而且耐力十足，再也不会整天疲倦、失眠或过敏，甚至整个人的精神与气色都会好到让旁人眼睛一亮。因为，你身体的代谢早就已经在最完美的状态下重新启动了，新陈代谢不再低下，速度变快了，而且不断有优质的营养素补充进来，完成了一个最好的循环，就能又瘦又健康。

把优质营养素喂给身体

　　什么是优质的营养素？生活周遭优质的营养素又在哪里呢？

　　基本上，只要烹调的时间不要太长，食材的营养素就不会被破坏，身体就能充分地吸收营养素。像蔬菜汆烫或温锅冷油快炒几下就熟了，肉类烹调不要超过 15 分钟。

　　大家可以回想，是不是从小很习惯吃红烧肉、肉燥、东坡肉、卤蛋、卤肉、茶叶蛋、烤鸭、烧鹅、油鸡等，但是我们从来没有想过这些食物到底会给健康带来什么影响，只是理所当然地吃着，觉得肚子饿，想吃就吃了，但其实这些我们吃惯的食物，都是经过长时间烹调的，肉类中含有的蛋白质早就在烹调过程中被破坏了，吃了反而增加身体的负担。所以，请从现在开始避开以上食物。

除了自己烹调之外，经常外食的朋友，也可以依据烹调时间不超过15分钟的原则来选择餐饮，诸如小火锅、寿喜烧等，只要小心选择蘸酱——最好是清酱油，如果想要一点辣味，可以加一点去过皮的姜丝或姜泥——就是最符合这个原则的美食。

至于该如何摄取充足的营养呢？六大营养素一字排开来，总有种让人很难以实行的感觉。但其实很简单，只要记住我常说的——有菜有肉有主食，这样吃就对了！

营养素	摄取来源	属性
蛋白质、脂肪	肉	温暖
维生素、矿物质	蔬果	寒性，少吃
淀粉、水	饭、汤水	中性，人体必需，适量

大部分想瘦身的人，通常对于这句话有很多的疑虑。他们会睁大眼睛，以不可思议的表情说："吃肉？吃主食？这样不可能会瘦吧！"但是，事实正好相反，在我咨询的学生当中，不论是什么体质和身形的人，都是这样越吃越瘦的。**主食并不会让人发胖，反而会让人有精神；肉类只要选择脂肪较少的部位，不仅能提供身体最需要的优质蛋白质，还不会让你长胖。**

　　我们可以回归到人类的身体构造来看，身体里有血液、肌肉、各种脏器，各司其职，各有各的功能，并且相互搭配得宜，本来就需要摄取不同种类的营养素，好让人体正常运作。就像一台顶级轿车，有好的内装，也要有好的引擎，搭配上好的轮胎与车体设计，才能成为顶尖的好车；人体的道理完全是一样的。

　　还有个经常被大家忽略的营养素，那就是水。大家普遍都有水量摄取不足的问题，尤其是女生，生怕水喝多了身体会更加水肿。其实，水喝太少，也是造成水肿的原因，细胞在水量摄取不足的情形下，会启动身体的危机机制，拼命留住水分，因为这是身体运作必需的元素之一。就像缺水时，我们也会储水备用一样，身体的细胞也会这么做，当然就会造成水肿了。

　　所以，从今天开始，请认真喝水。从早上起床到晚上9点之前，春天、夏天、秋天每天必须摄取2000毫升的水分，冬天摄取1800毫升即可——包含饮品、汤品和开水等，但如果在北方，冬天大多时候待在暖气房里，则要摄取2000～2200毫升。喝水的时候，也千万不要一口气喝完，一下子喝进太多的水，身体的细胞无法吸收，请平均分散在一天之中，每次一口一口地慢慢喝。另外，也请记住，晚上9点以后要节制喝水，觉得渴时喝一口水含着再慢慢咽下，不过，如果白天已经摄取足够的水量，晚上是不太会感到口渴的。

　　当六大营养素齐全的时候，身体的正常细胞会把吃进的食物当成身体运作所需的燃料，而当营养素不齐全的时候，正常细胞无法完全使用，脂肪细胞就会将无法使用的养分储存起来，使之变成脂肪。所以，餐餐必备六大营养素，养成良好的用餐习惯，这样吃就对了！

有时候，吃下去的全是后悔

相信很多人都有这样的经历，压力大或很焦虑时，会想要塞点东西在嘴巴里，一定要吃片巧克力，或者来份甜点，好让紧绷到极点的焦虑与压力得以稍稍缓解，即使一点也不饿，饼干或糖果之类的零食也仍旧不断地往嘴里送。

但是，我请大家思考一下，这样做真的能减轻压力吗？吃完了蛋糕，压力会因此消失吗？问题获得解决了吗？想必压力和麻烦仍旧在原地，那么，你该怎么办？总不能一直靠着吃零食来逃避吧？

要想瘦成让自己满意的身形，而又维持不复胖，其实并不困难，最重要的是要把自己对"吃"这件事情以及对食物的心态调整好。

首先要认清，光靠吃是无法解决任何问题的，问题绝不会随着你狂吃一顿而消失，反而在暴食之后你会容易因为罪恶感而陷入更深的沮丧！

如果你是这样类型的人，不管用什么方法减肥，最终还是会"复胖"。要想从减肥地狱中爬出来，我们要先认真处理自己的情绪，首先要弄明白自己最容易陷在哪些负面情绪里，要时常能够清醒地察觉自己目前的情绪是很平和还是处于淡淡的低潮或是沮丧，目前工作上是不是有某些压力让自己焦虑不安，或者最近是不是恋情不顺让自己心烦意乱。你真的清楚目前的情绪是处于哪一种状态中吗？许多人逃避面对情绪，或者大而化之地说："反正工作就是会有压力呀，没什么大不了的。"这两种方式其实都只是自己骗自己的消极行为。

综合我多年的咨询经验，情绪对身体的影响通常会有以下几种：当你常常情绪压抑、焦虑不安时，一段时间后情绪问题就会从胃肠问题反映出来，如胃痛、胃炎、胃闷胀、大肠激躁或腹泻；如果压抑的是愤怒的情绪，则会由肝的状况反映出来，如眼屎、无名火、肤色暗沉、便秘、胃食管反流等；有些人反复出

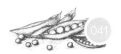

现上呼吸道问题，如扁桃体发炎、咳嗽不停、常觉喉咙有痰咳不出，如果求医之后没有太大效果，那可以想一想，最近是不是有某些让你恐惧的事情因你自己害怕面对而压抑下来了。

鼓起勇气面对困扰我们的问题，唯有这样才可能找出解决的方法，不管是家庭、工作，还是感情的问题，都需要通过自我整理，弄清楚问题的症结，才有可能化解恼人的情绪，如果自己实在理不出头绪解决，至少也应该寻求专业的帮助。

因此，只要察觉自己明明不饿，却还一直猛吃，就该停止这种不理智行为。情绪的问题用吃是填补不了的，更何况这些甜点、零食，都是精致化的食物，营养价值低，你吃进去的东西，只会造成身体代谢上的负担而已，反而对自己的健康是种伤害呢！

当你感到焦躁不安或者因为空虚而想要拿起食物放进嘴里时，记得提醒自己："我没有那么空虚和软弱，我不需要靠食物来填补自己，更不能吃进这些对自己不好的食物，伤害自己的身体。"

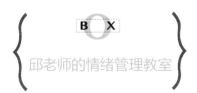

邱老师的情绪管理教室

★担心，是最温柔的诅咒。担心，是一种负面情绪，而且于事无补。请不要老是担心身边的人和事会出问题，因为担心久了可能会成真。请记得把 "我担心会出问题" 转换成 "我相信会一切顺利"。

★祝福，是最强大的愿力。过得开心且幸福的人，不会迁怒他人，做些让别人受伤或难过的事。因此请记得，如果有人让你困扰、难过或愤怒，让你觉得受伤害，请祝他开心或幸福。如果实在无法祝福你的死对头幸福快乐，至少可以祝福他"心宽体胖"。至于他会应验心宽还是"体胖"，那就要看他个人的福报或业报了！

★做自己的心理治疗师。当你生气的时候，请静下心来，帮自己做点分析。请想想让你生气的是事还是人，如果做这件事的是你喜欢的朋友，你还会生气吗？答案如果是不会，这代表你的怒气是对人不对事。这时请你想想，为什么会对这个人产生怒气，是因为他爱占人便宜，逢迎拍马，还是欺善怕恶？把原因找出来，然后问问自己：为什么我会对这些行为如此反感？是否在我深层的内在，曾经因为这些负面行为而受伤，或其实这些负面行为就存在于我的黑暗面里，我打心底的厌恶可能是提醒自己黑暗面存在的防卫机制？找出自己真正的内在后，请学习诚实地面对自己，不只喜欢自己的优点，也要接受自己的缺点，没有人是完美的，好好做个人就行了，不要妄想成为神。

★不要当一碰就爆的炸弹。当某些人的行为使你产生困扰，甚至激怒你的时候，请想想行为背后的动机，找得到动机，就能找出背后的心态，洞察心态，就可以找到保护自己的反制之道，或原谅对方的宽容力量。

★受伤的是自尊还是虚荣？同样地，觉得受伤时，请想想受伤的是你的自尊还是虚荣。如果答案是虚荣，这是一个很好的机会，让你把虚荣放下，不过也请记住，纯粹的自尊是任何人都无法践踏的！

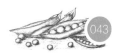

上班族的文明病，可能是这些食物害的

有了正确的饮食观念后，我们就可以确认自己的体质。找出该忌口的食物，才能聪明地吃对食物。

要判断自己有没有吃对食物，不必具备什么丰富的食材知识，也不必有特殊的技巧，只要清楚地感受自己身体的症状，像个好情人一样聆听它在说些什么就可以了。

我一直以来强调的，都是温暖体质的重要性。我们的身体太寒或者太燥热都是不健康的，只有温暖的体质可以让身体代谢正常，有精神、充满活力；相反，体质变寒后，各种麻烦都会发生，包括失眠、疲倦、水肿、肥胖、胀气、便秘或腹泻、长痘、过敏等大家常说的文明病，甚至有人明显感觉初老症状提前来临，这些都是温暖体质被破坏的征兆。

东方人多半爱吃些太寒或上火的食物，所以很不幸地，大多数的人都属于麻烦的阴虚火旺体质。简单地说就是身体过寒却又上火。当身体已经太寒且在代谢低落、血流缓慢的状况下，还不断地吃进会引发上火的食物，让上火的状况在身体里迅速不间断地堆积，就造成了既寒又上火的阴虚火旺体质。

我将这两种体质的症状罗列于下，大家可以从身体的症状来判断，如果我列举的症状正是你所有的，就要开始避免吃到那些太寒和上火的食物，而且事不宜迟，从下一餐开始，就要好好调整饮食习惯。

○寒性体质症状：

手脚冰冷、痛经、腰酸、分泌物多、易有妇科炎症、鼻子过敏、皮肤过敏、尿频、夜尿、排便松散或不成形。

○阴虚火旺体质症状：

手脚冰冷、痛经、腰酸、分泌物多、易有妇科炎症、鼻子过敏、皮肤过敏、尿频、夜尿、排便松散或不成形；早上起床有眼屎、眼睛干、酸、痒、口干舌燥、嘴破、口臭、大便颜色深、易怒、无名火、浅眠、失眠、长痘。

在我的经验中，没有人一生下来就是寒性体质或是阴虚火旺体质的，都是后天的饮食与作息，让体质发生了改变。既然体质是会改变的，那么从现在开始我们就来主动出击，将自己的体质改变为温暖的好体质吧！

要拥有温暖体质，其实不难，只要忌口造成体质恶化的食物，再认真喝温姜汁和摄取优质蛋白质就可以了。但到底哪些食物该忌口呢？首先是寒性食物。

寒性食物	
蔬菜	大白菜、小白菜、大黄瓜、小黄瓜、苦瓜、丝瓜、瓠瓜、冬瓜、芥菜（包括雪里蕻）、红薯叶、白萝卜、秋葵、苜蓿芽、豌豆苗、芦笋
美食	生菜沙拉、生鱼片等生食及冰品

* 下午 4 点以后不要吃叶菜类及水果，否则也容易造成体寒

避开寒性食物后，紧接着第二步，就是要好好认识哪些食物是会让你身体上火的。根据身体不同的器官，上火的症状和需要避开的食物也都不同。

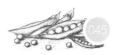

上火分肝火和肠火，首先谈谈肝火。如果肝火过旺，你肯定会有睡眠的问题，不论是失眠、浅眠还是多梦，都与肝火有关。另外，肝火也会引发皮肤过敏。还有，早上起床时是不是有眼屎，眼睛有干、酸、痒的问题？会不会长针眼？有没有嘴破、臭？手脚及脸部皮肤颜色会暗沉吗？脸上长黑斑，有皮下脂肪瘤？大便颜色深、干、硬？情绪暴躁易怒、有无名火等等？

如果以上的症状你都有，那么以下的食物要彻底忌口，提供的建议要彻底执行哟！

容易上肝火的食物

烹调方式	以高温油炸、高温烧烤、高温爆炒方式烹调的食物
美食	沙茶、咖喱、红葱头、红葱酥、姜母鸭、麻油鸡、羊肉炉、药炖排骨、麻辣调料、香油及食品添加物
高温烘焙的坚果	花生、杏仁、核桃、开心果、南瓜子、葵花子、蚕豆、腰果、松子、夏威夷果仁、含花生的米浆等
水果	荔枝、龙眼、榴梿、樱桃等
饮品	咖啡、市售黑糖姜母茶（黑糖和不去皮的老姜都会让人上火）等

我把坚果列入上火食物清单，是因为在讲究香酥脆的口感及风味下，它们多半都要以大火拌炒或烘焙的方式来制作，所以吃了会让身体上火。如果想吃坚果，请尽量生食或低温烘焙，千万别吃过量哟！同样的食材，烹调方式不当，也是会让你上火的原因之一。因此，从现在开始要避免食用以高温油炸、爆炒、烧烤等方式料理的菜肴。可以自己下厨的话，就采用温锅冷油的方式，一样可

以做出美味的料理。

　　要观察自己有没有肠火问题,可以从观察自己的大便开始。请看看你的大便,是否有羊屎便,是否容易拉肚子,颜色深、臭、黏? 另外,嘴唇干、脱皮、下唇红、手上容易长老人斑、小腿下半截至脚踝的皮肤粗糙、干燥,长斑点和小红点,粉刺与毛囊炎,这些都与肠火有关。

可能引起肠火的食物

蛋与蛋制品	鸡蛋、鹌鹑蛋、鸭蛋、皮蛋、咸蛋、铁蛋、蛋糕、蛋卷、蛋饼、泡芙、布丁、茶碗蒸、美奶滋、铜锣烧、牛轧糖、蛋黄酥、蛋蜜汁、凤梨酥及其他含蛋的饼干、面包等西点类; 捞面、黄色拉面、意大利千层面等
奶制品	牛奶、调味乳、酸奶、炼乳、奶酪、酸奶相关产品、冰激凌、高蛋白牛奶制品、乳清蛋白等
其他食物	蒜头(包括蒜苗)、韭菜(包括韭黄)、虾子(包括虾米)

　　如果根据自己的身体状况,开始忌口某些食物一段时间,已经明显感觉到身体的变化,例如原本早上起床都有干眼屎的人,不知不觉中眼屎已经消失,或是过去总是胀气的人,胀气的症状已经改善很多,那就表示你所忌口的食物的确曾对你的身体造成负面影响。建议你经常复习这些食物与身体症状的关联,随时靠着吃对食物,让自己的身体处于最佳状态。

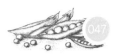

餐，一顿都不能少

早餐只吃流质食物，容易滋养肠道里的腐败菌

　　在我咨询的对象中，有不少人一天只吃两餐，甚至会提出"少吃一餐可以吗？"的问题，但都被我严正地纠正与拒绝。因为每一餐中身体能够吸收的养分有限，少吃一餐，或是某一餐吃多一点，都无益于身体代谢机能的提升。所以，请从今天开始找回一天吃三餐的好习惯！

　　每天早上，千万不要妄想用咖啡来代替早餐，或者喝杯牛奶就草草了事，这些流质的东西，无法在胃里面停留足够的时间让胃壁分解吸收养分，这些没有被完全分解的养分到了肠道后，反而容易滋养肠道里的腐败菌，让腐败菌繁殖。因此，从早餐开始就要均衡摄取六大营养素，一样以有菜（早餐里的蔬菜用水果代替）有肉有主食的原则安排早餐，而且要注意避开不适合自己体质的食物种类。

　　每天吃水果最好的时间，是早餐时，因为水果里有丰富的水果酵素，可帮助食物分解，让早餐的吸收及利用率达到最高效果。所以，早餐来碗鸡汤，烫几片火锅肉片加在鸡汤里，吃一点主食，再加两种水果，这就是开启温暖体质的完美早餐。

晚餐不要吃太晚，不然会养肥癌细胞和脂肪细胞

碍于现代社会的作息，不少人常常得到晚上七八点才能吃晚餐，有人是因为要加班，有人则是需要长时间通勤，不管如何，我都强烈建议大家在晚上7点半之前吃完晚餐。要加班的人，就多带一个便当；要通勤的人，吃完晚餐再回家。总会有方法的，只要你有决心。

之所以希望大家能在晚上7点半前吃完晚餐，是顺应人体的新陈代谢周期，太阳下山后，人体的新陈代谢运作就会开始趋于缓慢，这个时候若吃进寒性且水分较多的水果和叶菜，很容易给身体增加负担，也容易让水分在身体里堆积，长期吃下来就可能会变成水肿体质。

早餐没有吃完的水果，也可以在下午4点前吃完，比较不会让身体变寒、代谢变差，造成水肿。而且，太晚吃进身体的蛋白质，也有可能反而被脂肪细胞吸收，成为脂肪堆积的导火线。

如果你真的无法在晚上7点半前吃完晚餐，那么我的建议是——通常会让第一次听见的人惊掉下巴——晚上7点半以后不吃肉和蔬菜水果，只吃主食！你可能会想，那我干脆不要吃好了，只吃主食会有反效果吧？

其实不然，晚上7点半后身体的代谢虽然趋缓，但是基本的热量仍旧是需要的，所以适量摄取主食，让身体有足够的热量转换成能量，不仅不会增加体重，反而可以减轻内脏的负担。

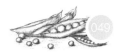

每口食物咀嚼 30 下，才能跟口腔里的消化酶充分融合

　　吃饭的时候，请务必记得要细嚼慢咽。每一口食物至少要嚼 30 下（我自己可都是嚼 50 下呢）。如此一来，不但营养素容易吸收，身体的运作机能也会比较旺盛，相应地也比较容易提高新陈代谢率。

　　如果吃东西太快，狼吞虎咽之下，很容易一不小心就吃进过量的食物，不仅增加肠胃的负担，也容易导致肥胖。爱漂亮的各位，试着坐在镜子前面吃一顿饭吧，你的吃相自己真的看得下去吗？

邱老师的择食
入门重点

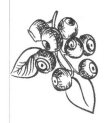

★ 过度复杂的饮食，以及混乱的情绪，会让我们变成身心灵失调的个体，慢慢地失去我们的灵觉（就是所谓的动物性本能）。所以即使吃到不干净或不对的食物，身体也会因为变得迟钝而没办法对我们发出警告。

★ 当身体吸收到正确的、充足的营养素，重新启动代谢，把过去累积在身体里的坏东西排出之后，你会像一部刚保养过的顶级轿车一样，爆发力十足，耐力十足，再也不会整天疲倦、失眠、过敏，整个人的精神和气色都会让人眼前一亮。

★ 三餐有菜有肉有主食（其中早餐用水果替代蔬菜），就能保证身体所需的六大营养素都补充到。而红肉里有 B 族维生素和铁，水果中有维生素 C，造血三元素齐了，身体也可以自动造血。

★ 不要长期偏食，只吃某几样自己爱吃的食物。每个人体质不同，对食物的分解、吸收和转换程度也不同，如果长期、大量摄取某一样食物，当身体没办法完全吸收转化的时候，就会出现不舒服的状况，而这种不适就可能是对这

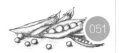

种食物产生的过敏反应。很多人都遇到过吃了多年的食物突然造成过敏的情况，所以一定要记得，三餐合理搭配，不过量，不偏食。

★ 寒性食物和上火食物是任何体质的人都应该忌口的。

★ 如果你常常处于神清气爽、体态轻盈、充满活力的状态，这就表示你的身体开始变干净了，再加上如果懂得照顾自己的情绪、纾解负面的困扰，双重影响之下你会发现身体自我疗愈的本能开始慢慢启动，很多以前常常困扰我们的小毛病，也随之慢慢消失踪影。

★ 每一个想要身体健康的人，请先学习把自己的身体当成情人来呵护，而不是把它当成仆人来使用。你倾听它的感觉、需求，并且尽力满足它，它会给你比情人更可靠的回馈。身体不会说谎，你怎么对它，它就怎么对你。

★ 不论是忌口还是其他任何照顾自己、了解自己的努力，都是为了让自己更健康，能心无旁骛地去实现理想。即使你决定嫁给事业，耐力十足的好身体也可以让这桩"婚姻"更长久啊。

★ 只要你想要通过饮食来调理身体，那就行动起来。做不到百分之百改变，那可以部分忌口、三餐里有一餐择食，有开始才会有改变，只是改变的时间和程度不同而已。就像定期存款一样，开始去存，账户里就会有余额；不存的话，账户余额永远为零。健康的饮食习惯能协助大家把健康账户的余额越存越高！

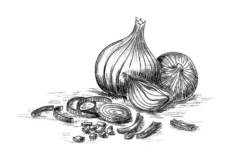

方法篇

七个顽强的恼人小问题，

吃对三餐来解决

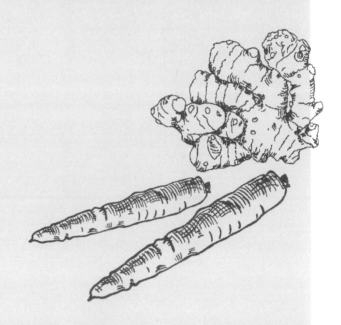

PART

方法篇

七个顽强的恼人小问题，
吃对三餐来解决

2

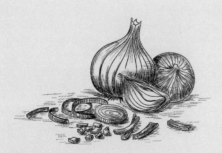

困扰现代人的毛病——失眠、胀气、过敏（包括鼻子过敏和皮肤过敏）、排便不顺（包括便秘和腹泻）、水肿、肥胖、青春痘、粉刺、毛囊炎、未老先衰……这些疑难杂症，你有哪一种？这些恼人的问题到底是怎么形成的，又该如何调理呢？

其实这些现代人常见的疑难杂症，大多和食物、饮食习惯及情绪有关，先来看看自己的疑难杂症是什么，然后找出调整的方法。

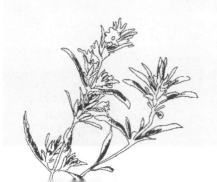

壹 你最近是不是胖了

　　早上起床看见一张浮肿的面孔，的确很令人沮丧；莫名其妙脸就大了一圈，而且"膀膀"的感觉，看起来立刻老了3岁，谁能够不呼天抢地？尤其碰到人家丢来一句："你是不是最近胖了？"更是生命中无法承受之关心！

　　许多上班族经过一整天久坐办公室或者久站，小腿和脚常会肿胀不舒服，这些水肿的状况，不只是许多女生的困扰，其实很多男生也一样有这样的烦恼。很多人会问："那我们要怎么分辨自己究竟是水肿还是真的肥胖？"一般来讲，水肿型的肥胖，身体会"膀膀"的，肌肉摸起来软软的，像吐司泡在水里那样；而正常的肌肉摸起来应该是粗粗的，紧实而有弹性，你可以摸摸看自己身上的肉究竟是哪一种触感。

一般人可能会认为胖就是胖，殊不知胖的部位不一样，形成的原因也不一样，所以在调整身体的时候，应采取的方式也会不一样。

大致上来说肥胖可以分为四种类型：水肿型肥胖、脂肪型肥胖、下半身肥胖、中广型肥胖。通常在调整肥胖问题的时候，我会建议先消水肿，等水肿消除后，才真正要对付脂肪的问题，因此我们先来了解如何把脸型和身材浮肿的元凶找出来。

水肿型肥胖

水肿的成因绝大部分是寒性食物吃太多致使体质太寒，以及优质蛋白质摄取不足造成心脏、肾脏功能不良而导致基础代谢率变差，体内多余的水分就会无法排掉；还有一点就是你实际上摄取的水分是否足够而又不会过量。

要想改善容易水肿的体质，就得针对这四大点来下手：一、忌口上肝火的食物；二、少吃会造成体质偏寒的食物；三、尽量避免生食；四、避吃冰品。

容易上肝火的食物	
烹调方式	以高温油炸、高温烧烤、高温爆炒方式烹调的食物
美食	沙茶、咖喱、红葱头、红葱酥、姜母鸭、麻油鸡、羊肉炉、药炖排骨、麻辣调料、香油及食品添加物
高温烘焙的坚果	花生、杏仁、核桃、开心果、南瓜子、葵花子、蚕豆、腰果、松子、夏威夷果仁、含花生的米浆等

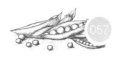

水果	荔枝、龙眼、榴梿、樱桃等
饮品	咖啡、市售黑糖姜母茶（黑糖和不去皮的老姜都会让人上火）等

寒性食物

蔬菜	大白菜、小白菜、大黄瓜、小黄瓜、苦瓜、丝瓜、瓢瓜、冬瓜、芥菜（包括雪里蕻）、红薯叶、白萝卜、秋葵、苜蓿芽、豌豆苗、芦笋
姜食	生菜沙拉、生鱼片等生食及冰品

* 下午 4 点以后不要吃叶菜类及水果，否则也容易造成体寒

关于水分的摄取，正常人从早上起床到晚上 9 点以前，冬天建议摄取 1800 毫升（包括喝汤、喝饮料等全部的水分），但北方人如果冬天大多数时候待在暖气房里，则要摄取 2000 ～ 2200 毫升，春天、夏天、秋天则建议摄取 2000 毫升；晚上 9 点以后应该尽量克制饮水量，若觉得渴，可以喝一口水含在口中，过一会儿再慢慢吞下去。

要记得摄取优质蛋白质，大部分的人应该都知道蛋白质主要来源有五大类：鱼、肉、豆、蛋、奶，摄取蛋白质时，要注意尽量不要以高温烹调超过 15 分钟，以免其变成劣质蛋白质。

另外可以多泡澡和泡脚来促进血液循环，帮助新陈代谢。注意先确定自己的身体有没有不宜泡脚或泡澡的情况，比如空腹、饱腹、醉酒后、高血压、糖尿病、心脑血管疾病、身体尚在发育、经期经血量大、孕期、月子期、皮肤有冻伤破损等等。

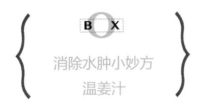

B O X

消除水肿小妙方
温姜汁

材料: 老姜1斤

做法: 1. 老姜去皮后，切小块。

2. 放入榨汁机后，加入盖过姜块的水，然后打成汁。

3. 把渣过滤掉，将打好的姜汁以大火煮滚后熄火，待姜汁冷却后装入玻璃瓶冷藏。

食用方法: 每天早上起床后，以一汤匙的姜汁加入一茶匙低聚果糖或黄砂糖，再加入 100 毫升热开水，搅匀后即可。

注意事项: 1. 胃溃疡发作、胃发炎时，以及有严重上火症状时，先暂时停用。另外，女性经血量过多者，经期要停用。孕期喝到产前一个月停用。

2. 只可加低聚果糖或黄砂糖，不可加黑糖，会上火；不可加蜂蜜，会滑肠、拉肚子，且孕妇、产妇不可食用蜂蜜。（但一定要加糖，才能把姜的温暖留在身体内，加强代谢，让体质温暖。）

功效: 散寒、调暖体质；改善体质偏寒引起的各种身体症状。

做法视频

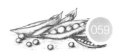

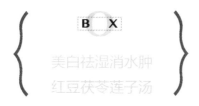

美白祛湿消水肿
红豆茯苓莲子汤

做法视频

材料：红豆1杯半（约150克）、莲子（去心）150克、茯苓3大片（约50克，块状茯苓50克也可以）、黄砂糖适量

做法：1. 红豆、茯苓（片状茯苓剥成指甲大小）、莲子洗净泡水2~3小时。

2. 锅中加11碗水（200毫升/碗），放入泡好的红豆和茯苓，大火煮滚后转中小火煮1小时，再加入莲子继续煮半小时。

3. 加入适量黄砂糖即可。糖尿病患者或血糖高的人加低聚果糖。

食用方法：★ 可当平日点心，或代替三餐中的一餐的主食。

★ 晚上9点后注意吃料不喝汤，以免水肿。

★ 料的效果比汤好，所以注意不要煮完汤把料倒掉只喝汤。

注意事项：1. 红豆茯苓莲子汤喝五天停两天。肾脏功能不全者、生病期间的人不宜喝。

2. 要煮成汤而不是粥，粥很容易导致胀气。喝了红豆茯苓莲子汤胃胀气的话，下次可加3克陈皮一起煮。

3. 红豆茯苓莲子汤孕期都可以喝。

4. 上班族也可以晚上把食材放到焖烧罐里焖熟，节省时间。

5. 若想变换口味，在红豆茯苓莲子汤里加红枣也是可以的，但要去核！去核！去核！红枣建议用量：大颗每人每天3颗，小颗每人每天5颗。

6. 如果有大同电锅，可把泡好的红豆和茯苓放入大同电锅内锅，内锅水加到七八分满，外锅4杯水，按下开关。锅盖跳起来后，加入莲子，外锅再加1杯水，煮好后加入适量的黄砂糖。如果没有大同电锅，使用压力锅、电煲汤锅都可以。

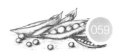

脂肪型肥胖

外表看起来有肥胖感的人，建议瘦身的过程以阶段式方式进行，先把水肿消掉，2～3个月后感觉身体的肌肉较有紧实的感觉，表示已经瘦了一大圈，剩下来的，才是真正要对付的脂肪。

这时候我们就要观察脂肪堆积的部位，不一定每个人的相同。如果脂肪堆积的部位在手臂、肩背，我建议先忌口蛋类制品一段时间，认真摄取优质蛋白质，继续喝红豆茯苓莲子汤；如果想要更快速地让身体瘦下来，可以借由局部推脂的方式来帮忙达到效果。

如果是腰部肥胖，就要先忌口上肝火的食物，注意负面情绪的调整，以及不要熬夜，再配合局部推脂就可以很快地瘦下来。

下半身肥胖

东方人很容易有这种所谓的梨形身材，下腹部和大腿肥胖，也就是下半身肥胖型。这种类型的肥胖要如何来调整呢？

它的形成通常和体质太寒、基础代谢率太低有关。要改变下半身肥胖，和改善水肿一样要先忌口寒性食物、冰品、生食一段时间，下午4点后不要吃叶菜类蔬菜，并且每天早上起床先喝姜汁，最重要的是认真摄取优质蛋白质，然后可将红豆茯苓莲子汤当点心吃，再配合泡澡或泡脚来加强新陈代谢。再加上局部推脂，想瘦哪里就可以瘦哪里啦！

泡澡的时候水深最好以不超过心脏为原则、肩部注意保暖（可以泼热水或

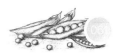

盖毛巾）；水温以脚放进去不会刺痛为原则，泡 15 ～ 20 分钟。泡完澡擦干身体后，先穿上吸汗的浴袍或棉质衣服，因为通常泡完澡之后我们的身体会持续发汗 10 ～ 15 分钟，此时要特别注意不要吹到风，所以最好等发完汗后再换上普通衣服。

泡脚的方法则是以水温令脚放进去不会刺痛，水位到小腿的一半或膝盖以下为原则，泡 15 ～ 20 分钟；女生若经血量大，不建议在经期时泡脚。另外，有心血管疾病、高血压、糖尿病等疾病的患者及孕妇，以及处于月子期、身体尚在发育、空腹、饱腹、醉酒后、皮肤有冻伤破损等情况的人，不建议泡澡或泡脚。

中广型肥胖跟某品牌的感冒药一样，又分为三种——上层、中层以及下层，下层就形成上一节提到的下半身肥胖。

上层是胸部以下至肚脐以上特别突出肥胖者，这种类型通常是吃饭吃太快以及有暴食的倾向导致的，建议这种类型的人要训练自己，每一口食物至少咀嚼 30 下才吞咽，更要学习注意及调整自己的情绪，不要用吃来发泄压力或者得到虚幻的满足。

另外要特别注意忌口会胀气的食物一段时间。

可能造成胀气的食物

黄豆类	豆干、豆皮、豆腐、豆花、豆浆、黄豆芽、素鸡、素肉、味噌、毛豆、纳豆、素火腿、豆豉等
糯米类	麻糬、粽子、油饭、米糕、汤圆、饭团、紫米、糯米肠、猪血糕、草仔粿、红龟粿等
竹笋	笋丝、笋干等
奶制品	调味乳、酸奶相关产品、奶酪、冰激凌、炼乳、高蛋白牛奶制品、乳清蛋白等
五谷杂粮类	小麦、大麦、燕麦、荞麦、黑麦、小麦胚芽、全麦面粉制品、糙米、胚芽米等

中层以肚脐为圆心形成一圈"救生圈"的中广型肥胖，这一类型大多同时有内脏肥胖的问题（例如脂肪肝）。

"救生圈"的形成绝大部分跟上肝火有关，所以我们可以先确认自己是不是嗜吃上肝火的食物，同时也要忌口上肝火的食物。

容易上肝火的食物

烹调方式	以高温油炸、高温烧烤、高温爆炒方式烹调的食物
美食	沙茶、咖喱、红葱头、红葱酥、姜母鸭、麻油鸡、羊肉炉、药炖排骨、麻辣调料、香油及食品添加物
高温烘焙的坚果	花生、杏仁、核桃、开心果、南瓜子、葵花子、蚕豆、腰果、松子、夏威夷果仁、含花生的米浆等

水果	荔枝、龙眼、榴梿、樱桃等
饮品	咖啡、市售黑糖姜母茶（黑糖和不去皮的老姜都会让人上火）等

至于生活习惯和情绪上的影响，要注意是否有长期熬夜以及长期困扰或压抑情绪的问题。

绝大部分的现代人，最大的问题就是忽视对自己情绪的照顾，在我的咨询经验中，我常常发现有一些人因为长期营养摄取不足，或者长期摄取不适合自己的食物，造成某些身体状况，这些身体不舒服的感觉会造成某些情绪问题，甚至影响人面对事情的态度。而这些比较负面的反应和态度，会再创造出更多的情绪困扰，这些情绪困扰反过来再影响身体，变为一种身体与情绪相互交错的负面影响，造成身体状态每况愈下的恶性循环，所以请大家在调整自己身体健康的同时，也花一些心力学习调整和照顾自己的情绪。

每一个想要身体健康的人，请先学习把自己的身体当成情人来照顾，而不是把它当成仆人一样来使用。我一直深深相信，我们为身体所付出的每一分努力，它一定会回报给你，而且只会更多，不会更少。

终结肥胖噩梦，女人四十依然可以很美

李致娴（女）

年龄：40 岁

职业：家管

调养重点：肥胖、体脂肪过高、睡眠不佳、月经不顺、胃食
管反流

现在的我，感觉比 20 多岁时还要舒爽。当年 20 多岁的我，偶尔还会腰酸背痛呢。现在呢，每当我和在国外念书的女儿视频通话时，她都会说："妈咪，你怎么越来越苗条、越来越漂亮？"当我放照片在脸书上时，更有不少朋友问我到底最近做了什么，怎么又变漂亮了？

我自己也对现在的外表非常满意，没想到我到了 40 岁的年纪，皮肤还会这样有光泽，没有松松的小腹，而且月经也很顺，每天早上起床，看着镜子中漂亮的自己都觉得好开心，连相识多年的好友都说："你现在比你 24 岁我刚认识你的时候还漂亮！"

但是，一年多前，我并不是这个样子的。

一年多前，我正处于有史以来最糟糕的身体状况之中。失眠问题伴随着几乎每天晚上都会发作的荨麻疹，每一天都在折磨着我，同时我的月经开始不正常，情绪总是处于焦虑状态，紧接着就是没来由地发胖，甚至出现掉发的现象……这些问题加在一块，每每从镜子中看见自己，我都快要认不得那是谁了！在饱受这些症状纠缠期间，因为身体总是处于不舒服的状态，我的脾气也跟着暴躁

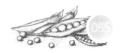

易怒起来。那一整年我完全不想出门，也婉拒朋友们来访，当一个人对自己不满意到极点的时候，怎么可能会有社交的欲望呢？

我开始寻找各种改善方法，买营养补给品，看医生，吃中药等，我甚至改吃素，心想吃素应该可以让身体清爽一点吧，说不定可以改善我的不舒服，但是万万没想到，我反而胖得更严重，明明有付出努力，不但不见改善，反而更严重，我的脾气当然也更加暴躁。我变成一个深居简出的家庭主妇，家人有时拿着手机要求一起拍照，也遭到我的断然拒绝。

其实我很愿为了健康而努力，所以我并没有放弃寻找改善自己身体的方式，因为人生带着这样不健康的躯体过下去实在是太痛苦了，一定得找到解决方法才行。后来我偶然发现了邱老师的书，开始认真地研读，越看越觉得引人入胜，因为虽然书中所写的有些方法和我们认定的营养观念大不相同，但是，人体各个脏器相互影响的中医观念说服了我，我不断地在书上写上笔记，拿笔画重点，更一口气买了两本，一本放在客厅随时可以拿到的地方，一本放在浴室，就连蹲厕所的时间，也要好好研究研究。

急于转变的心情，让我开始按照书上邱老师所写的开始忌口。当我开始不吃蛋、不吃会导致胀气的东西，晚餐避开会导致水肿的叶菜类后，我明显地感觉到身体的变化，本来肿得跟月亮一样圆乎乎的脸，瘦了一圈，身体不舒服导致的坏脾气也改善很多。

我受到了极大的鼓励，也开始相信这真的是可以帮助我的一套方法。在见到邱老师之前，我仔细整理自己身体还有哪些需要改善的地方，所以正式开始和老师面对面咨询时，我可以很清楚地了解自己的身体状况。虽然我看过书本，但是老师的建议有如画龙点睛，原本看书有些疑惑的地方豁然开朗，老师也让我更明白身体和心理的相互关联。

邱老师告诉我，影响健康的因素，除了情绪、饮食之外，还有先天的基因和天气。虽然基因和天气是我们无法控制的，但是情绪和饮食，就是自己可以掌握的了，这就是我的最大收获。尽管老师的书我已经看得滚瓜烂熟，但是，面对面地和老师交谈，还是让我不断地写下笔记。

在咨询的过程中，我在笔记上写下了"怒气伤肝"这四个字。

我彻底明白了情绪如果没有好好地排解，其实会影响身体的可不止一点点，一旦生气伤肝，影响到肝的功能，就会口干舌燥、嘴破、口臭、皮肤泛黄，这些症状正是一直以来伴随疾病困扰着我的症状。

我这才明白，原来情绪就是内火，如果和身体交互影响，也会带动外火，一旦上火了，其实就相当于身体发炎了。所以千万不要让自己的身体发炎。老师用简单的比喻，让我明白了上火问题的根源。

老师还提到，钙质有安定情绪的功能,诸如焦虑、不耐烦、怕吵、记忆力减退,甚至是入睡困难的问题，都和缺乏钙质息息相关，这对我来说实在是太受用了，原本以为钙片只对补充骨骼钙质有帮助，没想到还有这些功能。

而长期困扰我的荨麻疹，也并非无法改善。它的起因是体质太寒，只要我的体质变温暖就可以改善。

至于我爱吃的水果，老师叮咛最晚不要超过下午 4 点以后吃，最好是在早上搭配早餐一起吃，否则不仅会让身体太寒，还会造成水肿。过去我以为水果对健康绝对只有好处，所以总是三餐都吃，甚至夜里饿了还直接只吃水果当消夜，我这才知道自己真是大错特错，原来任何我们吃到身体里的东西都得适时、适量才是好的。

虽然皮肤状况还可以，但是我的嘴唇容易干，有脱皮的状况，我原本以为只是水喝得不够，或者是年纪渐长需要多做点保养，没想到这个症状，反映出

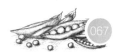

我的胃肠道有问题，而我的胀气、胃食管反流一样都代表着肠胃的状态。老师解释说胃肠道的健康其实与心肺功能息息相关，身体真的是牵一发动全身的奇妙构造啊。

对我来说，要增强心肺功能，我会选择重拾运动，之前因为胖到自己都看不下去，也不想去运动，因为感觉动来动去，身上的肉不断抖动，实在很让人沮丧。我选择老师建议的瑜伽，后来也加入了钢管和芭蕾舞蹈班上课，好好训练自己的肌肉力量。

我的三餐可以自己打理，但是呢，原本只看书的时候，我并没有喝鸡汤，因为太懒惰啦！在老师提点之后，我开始把鸡汤加入每天的早餐，意外发现，其实鸡汤很好喝，而且做法并不麻烦。每天早上喝一碗热热的鸡汤，给人一种一天开始的活力感，很幸福呢。

现在的我，每天最期待的就是三餐，因为吃饭变成一件很开心的事情。想想看，吃进去的每一口都是对身体有帮助的食物，就像是在滋养、照顾自己。

我们的生活里，难免会有需要和朋友聚会或是外食的情况，我会在和朋友相约的餐厅中，尽量选择自己可以吃的料理，虽然老是被朋友说我太挑剔或是太难相处，但是，当我告诉她们，我现在容光焕发的样子，都是靠这样精选食物而来时，她们每个人就都会瞪大眼睛，好奇地询问我。我好想让她们也跟着一起执行邱老师的方法，有时甚至还自掏腰包买书送给她们，希望她们跟我一样体会身体很有活力，又瘦得很漂亮的感觉。

如果是跟家人出去吃饭，我可就没这么客气了。我会先研究餐厅的餐食，如果没有办法选出我可以吃的菜，我可能就得先把这家餐厅列为拒绝去的店。有时候，和朋友去看个电影，我也叮咛所有朋友不要挑时间太晚的场次，因为我现在已经养成晚上11点睡觉的习惯，我可不想在电影院睡着。

　　要说邱老师的择食方法带给我最大的改变是什么，我最感激的应该就是每天夜晚的睡眠质量。之前，我的睡眠很浅，大概睡2小时就会醒来一次，要再睡着得翻来覆去好久，但是现在，我可以一觉睡到天亮，即使半夜起床上厕所，回到床上，也能马上睡着。还有，几乎到了晚上就会发作的荨麻疹，从开始执行邱老师的择食方法后，到目前为止，只偶尔发作过一两次，真的是解决了我生活中的大困扰。

　　我真的体会到，只要睡好觉了，精神好了，整个人从里到外，就都能发光。

　　当然，爱美是每个女生的天性。我真心认为现在的我比年轻时还要漂亮，我的脸变小了，皮肤也比以前更好，散发出自然的光泽，几乎不需要涂化妆品，就能很有气色地出门。

　　吃东西的习惯改变之后，我还发现一件神奇的事情。过去，我吃完饭一定要有甜点，配上一杯黑咖啡，加上很浓的鲜奶，才算是一顿饭的尾声。但是现在，我看到甜点，虽然它们每一个都好漂亮，好精致，但是我完全没有吃的欲望，就算同桌的朋友都在吃，也引不起我的兴趣，仿佛我的身体是有记忆的，就好像输入一个程序后，对它有害的食物，自然就不再感兴趣。

　　回想起第一次咨询时，当工作人员说要量身时，我还浑身不自在，因为害怕肚子上那一小圈肥肉会被大家看到。但是第二次量身的时候，我原以为我只瘦了2千克，身材应该没有明显的改变吧！没想到我的腰围少了6厘米，原本肥软的小腹也消失了，臀围少了4厘米，而且胸部1厘米也没减少，当我自己看到数字的变化时，真是非常惊喜。还不止如此哟！大腿、手臂、小腿，甚至是肩宽都少了至少3厘米，也就是说我整个人的尺寸小了一号。

　　开心之余，我更是在春节期间又买了好几本邱老师的书分送给亲朋好友，叮嘱大家一定要依照自己的体质择食而吃呢！

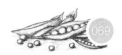

体态变化记录表

记录时间	2012-10-20	2013-01-12	2013-03-30
身高 / 厘米	156	156	156
体重 / 千克	52	50	51.3
胸围 / 厘米	88	88	88
腰围 / 厘米	77	71	68
大腿围 / 厘米	45	44	44
上手臂围 / 厘米	26	24	24
小腿围 / 厘米	30	28	28
肩宽 / 厘米	34	31	31
上臂肩厚度 / 厘米	18	18	15
臀围 / 厘米	96	92	89

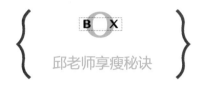

★ 忌口寒性食物、上肝火食物；摄取足够的优质蛋白质和淀粉等营养素。

★ 不论几岁，晚上 11 点就上床睡觉，让身负解毒大任的肝脏好好休息，更是
启动健康和瘦身的关键。

★ 适当的运动，可以增加瘦身的速度，例如快走、瑜伽。但是，调养身体期间，
建议不要进行剧烈的运动，让身体好好地休养生息。

★ 针对不适合自己体质的食物严格忌口一段时间，身体的不适症状就能获得
改善，体内的代谢机制也可以重新启动，接下来身体自然就会瘦下来。

★ 对照这个案例的体态变化记录表，我们会发现择食之后，体重变轻了，但
在 3 个月后，体重又增加，同时腰围、上臀肩厚度及臀围反而变小了，这
也证明择食之后，体重增加在内脏，让内脏扎实，变健康了。

★ 情绪与压力，就是中医所说的内火，也会让身体产生上火反应，务必要找
到排解的方式。

★ 早上醒来可以听听非洲鼓音乐，节奏欢乐明快的鼓声有助于改善情绪；工
作纷扰混乱时，可以听听大提琴的乐曲；暴躁愤怒时听听古琴曲；焦虑不
安时，试试听水晶钵或颂钵。

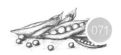

终结肥胖噩梦，不惑熟男也可以健康有型

游士德（男）

年龄：40 岁

职业：汉补世家总经理

调养重点：水肿、脂肪肝、高血脂

　　其实，我和邱老师认识很久了，但是，直到最近半年，我才开始慢慢执行择食的方法。倒不是因为质疑她的理论或建议，而是出身中药世家的我，如果生病了或是觉得哪里不对劲，就自己抓点中药，总是能轻松地解决。平常虽然没有奉行任何养生方法，身体倒也没什么大碍。

　　认识邱老师时，我 30 岁出头，随着时间的推移，我终于也来到 40 岁大关，自己的身形是有点熟男的样子，其实就是有点小肚子了，不过只有坐下来的时候会被看到，在中药行里工作时，站得直挺挺时，可一点也看不出来！同时，例行的健康检查，虽然也出现了一个异常指标，那就是血脂，标准是不超过 200 毫克 / 分升，而我的血脂在 230 ～ 240 毫克 / 分升，但我身边总是有比我指数更夸张的人，所以，我还窃喜地认为，我自己其实只超过一点点，没有什么关系啦！

　　因为我的外形看起来还算活力满满，跟身边头秃肚圆的同年龄朋友或同事比起来，我还称得上保养有方。而我每次和朋友们聚会时，也只有我数落别人身材的份儿，他们有的因为应酬，身材越来越中广；有的成天大鱼大肉，体检每一项都有异常；有三高症状的更不在少数。与之相较，我在他们之中可算是身材保持得最好的一个，所以，那稍稍超标的血脂，我哪儿会放在心上呢？

基于以上种种原因，虽然我很认同邱老师的择食理论，但是减肥对我来说，是从来都没有考虑过的事；至于健康，我有中药世家的知识与传承，我想这点我自己就有把握来保养和处理。而且和朋友聚餐或是请客人上餐厅吃饭的时候，要我一个人坚持忌口，还真是有点让人受不了。

所以当邱老师挑剔起我的身材，并且提醒我高血脂的危害时，我的确动了该养生的心念，但我不像其他和邱老师正式咨询的同学一样，乖乖百分之百地执行，我选择循序渐进地，慢慢一项一项地执行。

不过，开始部分执行之后，我就尝到了甜头，因为除了身形的改变之外，我觉得最难得的便是只有自己感受得到的精神上的爽快。

究竟是如何个循序渐进法呢？首先，取地利之便，也就是从以我的工作来说，最容易取得材料的红豆茯苓莲子汤开始。我就在自家中药店中，煮了一大锅红豆茯苓莲子汤，红豆、茯苓和莲子都是整斤下锅，毕竟自己一个人吃不如大家一起吃来得开心。

一开始这红豆汤还真好喝，我的同事们也都喝得津津有味，但是呢，当你每天都煮一大锅，人性的弱点就会慢慢出现，那就是感觉腻了，不想再喝了。可是，喝到腻了开始感到有那么一点厌烦的时候，我发现，我原本有的中年男人都有的松弛下巴线条消失了，我这才知道，原来我也有水肿！而这消失的线条代表着我的身体代谢率提高了。这下子，就算对红豆茯苓莲子汤本来有点腻，我也心甘情愿喝下去。

除了红豆茯苓莲子汤之外，我也从早餐开始进行改革。我过去的饮食习惯是三餐几乎都外食，早餐地点除了一般的早餐店之外，咖啡厅也是我的选项之一。大家应该不难想象我的早餐不只有面包、蛋、火腿等，还有我不能少的咖啡；

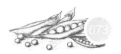

午餐时间，有时候生意上的朋友来到店里，当然少不了得到像样的餐厅饱餐一顿；至于晚餐时间更是我和家人相聚的最好时光，加上我和太太都是美食主义者，为了美食花时间上网研究，更是常有的事，三餐不只外食，还都是精致美食。体检出现异常，其实也算是意料之中的事。

我选择从我可以完全掌握的早餐开始，认真地遵循邱老师的有菜有肉有主食的原则，告别原本的精致外食早餐，用烫肉片搭配白饭来当早餐；午餐能带便当就带，以最轻松的方式择食而吃。在进行择食饮食一周之后，我的味觉变得非常敏锐，外头的餐厅加了什么不该加的，一吃就知道，而且持续了两周左右，我的一天三餐之中，大约有一半的比例采取择食方法，其他的照旧，就让我瘦了 2 ~ 3 公斤，而且，我还没有加入鸡汤，就已经有这么好的效果，连我自己也有点惊讶，原来，我还可以更瘦、更帅！

虽然到目前为止，我没有再进一步地增加择食方法在我的日常生活当中，但是我的一周每日三餐之中，仍旧可以有一半的比例维持着择食饮食。现在，我自己感觉，身体各方面，都比 30 多岁刚认识邱老师时的状态还要好。除了身形外表更年轻之外，精神、体力也好很多，而且现在皮肤发亮，整个人看起来气色超好。

在择食饮食四五个月之后，正好遇上公司安排的定期体检，没想到我的血脂又飙高，让我百思不得其解，我明明瘦了，这是什么状况？一问邱老师才知道，原来身体在调养的过程中，肝脏代谢脂肪的功能开始苏醒运作，被分解的脂肪会暂时充满在身体的血液中，同时脂肪肝也开始分解了，也就是说，再过一段时间，等身体里的脂肪被代谢掉后，我就可以重新回到健康的身体状况。

执行择食半年之后，我的体重已经下降 5 千克多，不只我很满意，就连邱老师也很满意。我想，我应该会继续让择食方法留在我的生活当中。

我希望我的择食过程，可以鼓励不知道怎么开始，或是觉得择食方法很难落实的读者们，其实只要一点一点慢慢来，你的身体就会有所改变，甚至像我这样只执行一部分，我也找回了怀念的好精神与好体力。奉劝和我同年龄的男性们，请用严肃的态度看待体检报告上的异常指标，不要再和身边的朋友比烂了，身体是自己的，家庭的幸福和事业的成功，都建立在身体健康上。

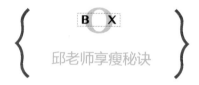

BOX
邱老师享瘦秘诀

★ 男人也会有水肿问题，认真喝红豆茯苓莲子汤，会让你的身形更完美。

★ 当身体吸收了适合自己体质的营养素后，各个内脏的功能就能重新启动，肝脏也会在这个过程中开始分解脂肪，血液中会有不少被分解出来的脂肪，过程中可能有血脂或胆固醇反而比以前高的状况发生，切记不要进行剧烈运动，再给身体多一点时间，好代谢掉体内多余的脂肪。

★ 如果不能做到全部，可以从简单地用择食方法给不健康生活饮食习惯做减法开始，即使一天之中只有一餐以择食方法进行，身体也会给你善意回报的。

现代人压力过大，饮食不正常，恼人的青春痘、粉刺、毛囊炎不再只是青少年的困扰，也成为成年人的新烦恼！

青春痘多由不当饮食和熬夜所造成

在饮食方面，应该避免上肝火食物。

容易上肝火的食物

烹调方式	以高温油炸、高温烧烤、高温爆炒方式烹调的食物
主食	沙茶、咖喱、红葱头、红葱酥、姜母鸭、麻油鸡、羊肉炉、药炖排骨、麻辣调料、香油及食品添加物
高温或热炒的坚果类	花生、杏仁、核桃、开心果、南瓜子、葵花子、蚕豆、腰果、松子、夏威夷果仁、含花生的米浆等
水果	荔枝、龙眼、榴梿、樱桃等
饮品	咖啡、市售黑糖姜母茶（黑糖和不去皮的老姜都会让人上火）等

另外，黄豆制品也是必须忌口的食物，包括豆干、豆皮、豆腐、豆花、豆浆、黄豆芽、素鸡、素肉、味噌、毛豆、纳豆、素火腿、豆豉等。

引发粉刺的原因，可能是吃了上肠火的食物

可能引起肠火的食物

蛋类制品	鸡蛋、鹌鹑蛋、鸭蛋、皮蛋、咸蛋、铁蛋、蛋糕、蛋卷、蛋饼、泡芙、布丁、茶碗蒸、美奶滋、铜锣烧、牛轧糖、蛋黄酥、蛋蜜汁、凤梨酥及其他含蛋的饼干、面包等西点类；捞面、黄色拉面、意大利千层面等

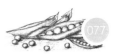

| 奶制品 | 牛奶、调味乳、酸奶、炼乳、奶酪、酸奶相关产品、冰激凌、高蛋白牛奶制品、乳清蛋白等 |
| 其他食物 | 蒜头（包括蒜苗）、韭菜（包括韭黄）、虾子（包括虾米） |

有毛囊炎则要忌口蛋类制品和奶制品

Example
真人实例

找回发光肌，重拾自信

齐伟（女）

年龄：34 岁

职业：IT（互联网技术）工作者

调养重点：粉刺、青春痘、肥胖、水肿

我一直是个努力认真的人，生活中大部分的时间都给了工作，并且也乐在其中，本来我的个性就乐天而爽朗，多年的职场生涯更将我锻炼得没有什么解决不了的。但是几年前我开始发胖，并且脸上长了粉刺、青春痘，我开始变得不快乐。

要知道每个女生都一样，我努力地工作，但是一点也漂亮不了，赚来的钱要买衣服，却顾不得流不流行，只能尽挑些遮掩身材的款式，再加上皮肤状况不佳，每天站在镜子前面，我真不想看到镜子里面的那个人。

说真的，所有能想到的减肥方式我几乎都试遍了，但效果都很有限，每天我就只能活在沮丧里面。后来我有个好朋友一个月就瘦了 4 千克，我见他突然变帅了，心里特别着急，一直追问他怎么瘦下来的，他就跟我提到了邱老师，他说这一个月，只是照着邱老师提点的方式饮食，也没做什么其他特别的事，就瘦下来了。我身高 160 厘米，当时的体重接近 60 千克，我听了朋友的瘦身经历后，当然急得想要立刻见到这位调养身体的老师，但是我远在北京，这中间可是耗费了不少时间和力气，才终于成功地见到朋友口中的"邱老师"。

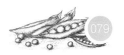

见了邱老师，我一五一十地把平时的生活习惯、饮食习惯通通说给她听，谁晓得她听完之后立刻告诉我，我所有爱吃的东西都不对，都是对我不好的，我特别爱吃冰，她只说了一句："你若是想要年轻 10 岁，就这辈子都别吃冰。"这可吓到我了，因此咨询过后，我真是一口冰都没吃过了。

咨询的过程里，邱老师捏了捏我的手臂，然后说我的肥胖主要是因为水肿，若能把多余的水给排掉，就会瘦很多。另外，我每天在睡觉前总习惯喝上一大杯水，每天早上起床眼袋都肿很大，邱老师说这习惯要不得，晚上 9 点以后就不能再大量喝水，即使真的渴了，也只能喝一口，含在嘴里慢慢吞下去。哈，难怪我每天眼睛都肿得不得了。接着邱老师一项一项帮我找出饮食习惯上的种种错误，再指点我该怎么吃。

接着我就开始乖乖地照着邱老师指点的方式来改变生活饮食习惯，头一个月，我瘦了 3 千克，半年里我一共瘦了 6 千克。说起来这可是我试过所有的减肥方法中最舒服的，因为既不需要运动，也不需要挨饿，我现在开心死了，终于可以穿自己喜欢又觉得有品位的衣服了。

我的收获不只是瘦身，我整个人都觉得很轻松，不像从前那样走路都觉得脚好重。我的脸色也变好了，皮肤也有了光泽，本来困扰我的粉刺和青春痘也跟着消失了，连原本的排便不正常也好了；而之前我睡眠状况不好，常在半夜醒来，现在能一觉睡到天亮……种种身体状况的改善，使我的心情随之开朗，人生也跟着变好。

冒着被邱老师骂的危险，我还是得说实话，如果我一整天在家，要按照邱老师的指示吃，还算是容易做到，但如果我出门工作，可就没那么容易了，所以平心而论，我大概一开始的两个月有做到邱老师要求的九成，但是渐渐地，我做到的越来越少，现在我大概只做到四成，有的时候体重也会增加一两千克，但是只要再乖乖做到邱老师要求的，过几天体重又会掉下来。

因为我听了邱老师的话照做后这么有成效，我现在等于组了一个养生团，每逢有想要改善自己健康和身材的朋友，我都介绍邱老师给她们，其实这样的结果，也使得我身边有一群可以彼此讨论、交流心得的对象，我们的话题常常围绕在怎么养生才会更健康、更美丽。

健康是自己的，自从找邱老师咨询后，只要我在生活习惯上做一点点改变，身体就会有一点点改善。一路走来，我深刻地体会到，你为自己的身体做出什么努力，身体就会回馈给你什么，所以偶尔放纵一下，我也懂得赶紧调整回来，这样才对得起自己。

若真要说邱老师带给我什么坏处，那就是认识她之后，我多花了好多钱，因为我几乎所有的衣服都重新买过，以前的衣服全都太大了！我也不再问自己辛苦工作为了什么，因为我现在可是有自信的新女性呢！

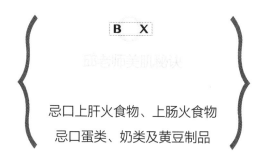

B X

邱老师美肌秘诀

忌口上肝火食物、上肠火食物
忌口蛋类、奶类及黄豆制品

可不要害羞或者忽略这个每天都该进行的活动——排便。首先我们应该养成每天在一个固定的时间来妥善处理这件事情的习惯，并且要多看排出的大便两眼，观察它的颜色、形状和软硬的程度。

我碰到过的咨询对象，十之八九都有排便的问题，尤其是便秘更是许多上班族共同的心头之痛，有个咨询对象就曾经跟我说："每天一肚子 ×× 真的很让人不舒服！"

想要解决这个"牵肠挂肚"的问题，就得先"消火"，也就是先解决关于肝火以及肠火的问题。在生理上可能造成排便不顺的原因多半是上火（包括肝火与肠火），再来就是心脏无力、肠子蠕动过慢造成没有便意或有便意却排不出来。长纤维的蔬菜主要是叶菜类，吃的时候需要充分咀嚼，切断长纤维才能促进肠道蠕动；反之，如果没有充分咀嚼，长纤维的蔬菜吃多了就会挤在肠子里，引起便秘。

避免内外火一起烧

关于内火与外火的区别，在前面已经提过，因此依旧先要提醒自己，不要常常吃容易引起肝火的食物。

外火是吃到体内的食物造成的。

容易上肝火的食物	
烹调方式	以高温油炸、高温烧烤、高温爆炒方式烹调的食物
美食	沙茶、咖喱、红葱头、红葱酥、姜母鸭、麻油鸡、羊肉炉、药炖排骨、麻辣调料、香油及食品添加物
高温烘焙的坚果	花生、杏仁、核桃、开心果、南瓜子、葵花子、蚕豆、腰果、松子、夏威夷果仁、含花生的米浆等
水果	荔枝、龙眼、榴梿、樱桃等
饮品	咖啡、市售黑糖姜母茶（黑糖和不去皮的老姜都会让人上火）等

内火则是因为情绪压抑、晚睡。因此要解决肝火的问题，除了避免吃上火的食物之外，还要记得养成对自己好的生活习惯，以及照顾自己的情绪。倒班工作的人因工作需要不能避免晚睡，如果有上火症状，可以喝一喝邱品的舒甘玫瑰饮缓解，也可以补充谷胱甘肽（每天早餐后摄入50毫克，吃三个月停一个月，如果是每颗200毫克的规格，一周吃三次即可）。

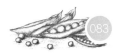

肠火的辨别方式与应回避的食物

我的咨询对象好像多半对肠火没什么概念，因此我在这里先让大家知道，上肠火的症状一般会是些什么，帮大家确认自己排便不顺是不是上肠火导致的。

上肠火的症状：羊屎便（以形状来说是一小颗一小颗的）；大便色深、臭、黏；嘴唇干、脱皮；下唇红；手上易长老人斑；小腿下半截至脚踝的皮肤粗糙、干燥，长斑和小红点。

如果你有上述症状，代表肠子中的腐败菌多，也就是毒素比较多，那就应该避免食用可能引起肠火的食物。

可能引起肠火的食物

分类	食物
蛋类制品	鸡蛋、鹌鹑蛋、鸭蛋、皮蛋、咸蛋、铁蛋、蛋糕、蛋卷、蛋饼、泡芙、布丁、茶碗蒸、美奶滋、铜锣烧、牛轧糖、蛋黄酥、蛋蜜汁、凤梨酥及其他含蛋的饼干、面包等西点类；捞面、黄色拉面、意大利千层面等
奶制品	牛奶、调味乳、酸奶、炼乳、奶酪、酸奶相关产品、冰激凌、高蛋白牛奶制品、乳清蛋白等
其他食物	蒜头（包括蒜苗）、韭菜（包括韭黄）、虾子（包括虾米）

肠子蠕动速度，牵一发而动全身

优质蛋白质及淀粉类食物长期摄取不足，有可能会造成心脏无力、肠子蠕动过慢。心脏无力，肠子蠕动就会变慢；肠子蠕动变慢，我们吃到肚子里的食物就会积压好几天才慢慢蠕动到直肠，然后我们才会感觉有便意。许多长期减肥的人最容易有便秘的状况，主要就是因为缺乏心脏需要的优质蛋白质及淀粉。

便秘还可能有另外一种原因，就是对鱼和贝类海鲜过敏。可以仔细记录是否在吃过鱼或者贝类海鲜后容易有便秘的状况发生。

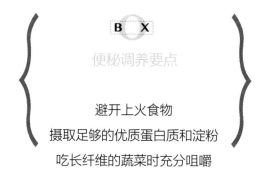

B X

便秘调养要点

避开上火食物
摄取足够的优质蛋白质和淀粉
吃长纤维的蔬菜时充分咀嚼

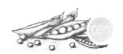

Example
真人实例 | **搞定腹泻与便秘，每天都有好体力**

翁子琁（女）

年龄：31岁

职业：高尔夫球员

调养重点：胃胀腹泻、体力不够、专注力不够

　　邱老师带给我的改变真的非常大！我是一个职业高尔夫球选手，当初会去找邱老师咨询，是因为邱老师曾经指导过另一个同样在打高尔夫球的朋友，看到朋友在邱老师的指导下产生的改变，我觉得很惊讶，细问之下才知道只不过是饮食上做出改变，居然可以有这么大的效果！我有感于现在运动员竞争越来越激烈，要求标准也越来越严格，希望借由邱老师的指导帮助我提升体力。

　　对一个高尔夫球选手而言，身体的状况对球赛的进行有很大的影响，而且一场赛事进行的时间非常长，如果体力不够，专注力不够，只要有一个小失误，就会造成差异极大的结果。

　　我的肠胃状况很不好，这也是让我很头痛的问题。平常不管是吃饱还是肚子饿，我都会觉得胃很胀很不舒服，还会不停打嗝。这种情况让我很困扰，即便我的打球技巧再好，每每在比赛进行时，这些症状也会让我很难发挥专注力，影响成绩，造成相当大的困扰。再加上不知道是否因为面对比赛的压力很大，我几乎每次比赛时都会拉肚子，这更惨，不管我再怎么补充体力，一拉肚子，体力全没了，让我非常懊恼。

　　和邱老师见面后，我发现，原来长期错误的饮食模式真正带给我的影响，远远不只是我所看到的那么简单！譬如我肠胃状况不好、容易拉肚子，其实就是因为我的肠胃本来就很敏感，偏偏我又老是吃进让我的肠胃会过敏的食物，加上摄取偏寒的食物以及面对比赛的压力，当然是每遇赛事必定拉肚子。

　　最让我讶异的是，身为运动选手，过去我一直认为对我身体有帮助、可以增加体力和专注力的食物，竟然是造成我无法好好比赛的元凶！过去我为了让自己有好体力，几乎每天一定会吃蛋、喝牛奶或豆浆，没想到这些食物对我来说通通是不对的。

　　"蛋不是很好的精力来源吗？牛奶、豆浆不是最营养的食物吗？"这真的让我很傻眼，有点无法接受。

　　在邱老师的解说下，我仔细回想，每次胃胀得难受的时候，这些类型的食物好像确实出现在我的饮食菜单里。

　　原来就是这些食物造成我每天胃不舒服啊！而我过去总认为要少吃肉，多吃青菜、水果，这样才能拥有好身材，没想到这正是自以为是、大错特错的观念。

　　"这样也不对吗？电视广告不是每次都说健康五蔬果，要我们多吃蔬菜水果比较好吗？那些高血脂、心血管疾病，不都是爱吃肉造成的吗？"

　　老天！原来蔬果可以吃，但不能百无禁忌地吃。像我体质偏寒，常常手脚冰冷，如果吃进了偏寒的蔬果，反而会让自己的身体更寒，连带五脏六腑都会受到影响。至于肉类，邱老师强调肉类是最好的蛋白质来源，而且四条腿的好过两条腿的，两条腿的好过没有腿的；一般所谓高血脂、心血管疾病，往往都是因为摄取肉类过量而患上的，而且摄取的不是优质蛋白质。因为我们大部分人在烹调食物时往往都烹煮过头，不是把肉煮得太久，就是温度太高、太油腻、太咸，结果都把原本的蛋白质营养变成了废物，当然会生病了。

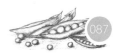

此外，我还发现我每天晚上很难入睡也是吃错食物的结果。还有我很容易不耐烦，居然也是因为没有吃对食物。哈！我过去一直以为晚上难入睡是因为我心事太多、压力太大，才会辗转难眠，没想到原因竟然完全出乎意料。我总觉得自己这么容易不耐烦是因为自己难搞，天生个性所致，其实根本是生理影响心理。

邱老师建议我每天一定要吃到足够的量，不管是青菜、肉类还是米饭，通通要吃，而且最好早餐也这样吃；至于其他不能吃的食物一定要避开。这其实稍微有点难度，因为职业关系，我在比赛期间常常南征北讨，自己在家动手做饭的机会其实不太多。还好和我同行的好友也一起接受邱老师的咨询，虽然我们的饮食禁忌有些不同，但彼此鼓励、彼此打气，改变饮食习惯的动力也变得更强了。

基本上，我让自己的饮食尽量简单，这样烹调起来比较不费力。通常早上是一碗青菜、一碗肉，全都水煮，而且只煮几分钟，熟了就离火，再加半碗白米饭。如果是外食，我就选择不加蛋的三明治或是贝果、法国面包。

依照邱老师的指示，方便的话我就用小火锅涮肉、涮青菜配白米饭，谢绝葱、蒜、蛋，绝对不碰沙茶酱，佐点清酱油就很美味了；如果没有火锅也没关系，自助餐的食物过水后一样可以饱餐一顿。

我必须说，这真的很神奇，这样的饮食改变让我不到一周就感受到效果。我可以感觉到每天早起变得比较有精神，白天变得很有活力，不像过去动不动就累，只能靠意志力硬撑。情绪也变得稳定多了，不会再动不动就不耐烦。

接着，我的脸变尖了，身上的肉变得更紧实，更棒的是，皮肤也变得越来越好。身为高尔夫球选手，我几乎每天都要面对无情的风吹、日晒、雨淋，几乎每十个高尔夫球选手里十个人皮肤都有问题，这是职业使然，谁都逃不过；没想到，其实只要做出简单的饮食改变，居然就能让皮肤回归最佳状态，看来当初怨天、怨地、怨大自然是错怪，其实根本是人祸，根本就是我们自己吃错食物荼毒自己，却怪太阳、怪风、怪雨。

现在的我，一直让自己保持在最佳状态，不管是练习还是比赛，都有足够的体力和耐力面对，也有绝对的专注力让自己发挥出最好的状态。

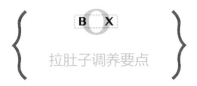

BOX

拉肚子调养要点

除了排不出来的问题之外，关于便便的困扰还有另一种，就是容易拉肚子。

容易拉肚子跟体质太寒有关系，这类型的人可能一天上大号一次以上，第一次可能成形但偏软，第二次就开始不成形，到了第三次可能就拉水了。若是这样，可以看看身上是否有明显的水肿现象。出现这种状况，有一些人是因胃肠蠕动太快而有肠躁，有可能是严重缺钙，因为钙可以安定神经；另外一种原因则是肠子慢性发炎，只要吃到一点点不干净的东西就会拉肚子，而嗜吃刺激性的食物，如麻辣食物等，也会刺激肠子蠕动过快而导致腹泻。

最后，拉肚子跟情绪也有关，过度焦虑与紧张也会造成拉肚子，所以我们真的要由内而外地关心以及照顾自己，才能解决这"牵肠挂肚"的困扰。

肆 一到夜晚就降临的失眠怪

　　我身边碰到的和认识的人当中，没有睡眠问题的反而是少数，大部分的人都会如此形容自己的睡眠：

　　"我很难入睡，躺在床上总要翻来覆去好久。"

　　"常常好不容易睡着，却又一下子就醒，醒了就睡不着。"

　　"躺在枕头上就不由自主地东想西想，根本无法停下来，我也没有办法控制。"

　　一堆诸如此类的说法。相信大家对以上这些说法会觉得很熟悉，好像就在说自己一样，因为对许多人而言，睡眠本身已经变成一种压力，成为扰人的事情，所以才有人用"充满噪声"来形容睡眠。

　　我们先从了解影响睡眠的因素着手，然后再看看能够帮助自己什么。影响睡眠的因素很多，其中有三大因素是最常见的，那就是肝火、刺激神经的食物以及内在的情绪问题。

吃到上肝火的食物

许多我们平常不经意间吃到肚子里的食物，其实很有可能影响我们的睡眠于无形之间。

许多上班族成为外食族的处境是值得同情的，因为大部分的外食环境都十分恶劣，充斥着味精、麻辣调料、香油及食品添加物，更别提烹调方式多半都是"高温油炸""高温烧烤""高温烘焙"以及"高温爆炒"；在这些烹调方式下，外食族很容易吃进例如沙茶、咖喱、红葱头、红葱酥、姜母鸭、麻油鸡、羊肉炉、药炖排骨等上火的食物、酱料和汤头。这些过度烹调、过度精致的"美食"，可一点都不"美"，它们就是导致我们肝脏容易出现状况的原因。

容易上肝火的食物	
烹调方式	以高温油炸、高温烧烤、高温爆炒方式烹调的食物
美食	沙茶、咖喱、红葱头、红葱酥、姜母鸭、麻油鸡、羊肉炉、药炖排骨、麻辣调料、香油及食品添加物
高温烘焙的坚果	花生、杏仁、核桃、开心果、南瓜子、葵花子、蚕豆、腰果、松子、夏威夷果仁、含花生的米浆等
水果	荔枝、龙眼、榴梿、樱桃等

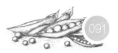
091

续表

饮品	咖啡、市售黑糖姜母茶（黑糖和不去皮的老姜都会让人上火）等

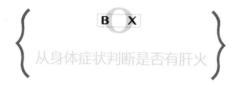

从身体症状判断是否有肝火

如果早上起床有眼睛有眼屎、干、酸、痒、长针眼；嘴巴破、臭；手脚以及脸的皮肤颜色暗沉、脸上长黑斑；皮下脂肪瘤；大便色深、干、硬等症状，情绪暴躁易怒，有无名火，就代表你可能有肝火的问题喽！

要想避免上肝火，就要避免吃那些高温烹调的食物，以及忌口相关的食物一段时间，然后再观察自己的身体是否还有相关的症状。

刺激神经的食物

每次提到"有很多食物容易刺激神经"的时候，来向我咨询的朋友往往都会有不可思议的反应，这个部分确实可能是最多人不了解或者忽略的，而事实上，有睡眠困扰的人，最好能够避免吃刺激神经的食物，神经安定，才可能有安稳的睡眠。

容易刺激神经的食物	
日常食物	鲑鱼、黄豆制品、糯米制品
蔬菜	竹笋（包括笋丝、笋干）、大白菜、小白菜、大黄瓜、小黄瓜、苦瓜、丝瓜、瓢瓜、冬瓜、芥菜（包括雪里蕻）、白萝卜
水果	菠萝、杧果、龙眼、荔枝、水蜜桃、哈密瓜、香瓜
饮品	巧克力、咖啡、浓茶、可乐、瓜拿纳茶等

今天的情绪今天处理

最后一项就是调整自己的睡眠习惯。大部分有睡眠问题的人，都习惯在床上不认真入睡，喜欢胡思乱想：工作如何更上一层楼、要从哪里挤出钱来买LV（路易威登）新出的包，不然就是把白天的烦恼与困扰拿出来重新想一遍……久而久之躺下去之后越来越难以入睡，好不容易睡着了也是浅眠多梦，比没睡还累！

首先要调整自己思考明天该做的事情的时间，不要在一天结束后，躺在床上才开始想，最好能在下班时、准备回家前先整理好明天该做的事情。这样当你回到家后，只需要处理家中的事情和好好休息。

有太多人明明觉得很困，但是躺在床上就是睡不着，并且越是叫自己不要东想西想，就越是会东想西想。我常听到别人跟我讲："我没有办法控制我的脑袋，它就是会转个不停！"如果真的什么方法都试过，还是没有用，那么我

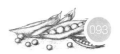

只能说，若是真的无法控制自己的大脑停止想事情，起码想一些对自己有帮助的事情。

有一些我自己在过去有睡眠问题时，尝试过并且真的得到帮助的方法，提供给大家试试看：

当你准备睡觉时，呈大字形轻松躺着，做腹式呼吸，数息（吸气和吐气为一次，一边做一边数），慢慢呼吸，并且想象今天碰到的所有不愉快事情的感受，都随着吐出来的气一丝一丝地离开身体，再吸气时，吸进来的是爱和所有的关怀。

如果反复做十次，此时你还未睡着，就请你开始感谢自己的身体，把身体的每一个器官一样一样来感谢，譬如：感谢我的头脑今天一整天帮我分析事情，大脑运作帮我处理我生活上需要处理的事情，感谢眼睛帮我看这个世界美好的事物……一路感谢到脚。

很多人也许会怀疑这样的方式是否真的可以帮助自己入睡。我相信，我们所有的思考和讲出来的话，我们的身体都感受得到，与其躺在那里思绪飘忽，不如好好跟自己的身体相处，不受打扰地好好感谢它为了让你活下来所做的努力和付出。

很多时候我们把失眠当成一种诅咒，但其实它可能是身体对你提出的一种抗议，身体希望不被打扰地跟你相处，所以要学着不再把失眠当成一种诅咒，应该感激，你可以好好谢谢你的身体，这就是正面思考的力量。

| **睡眠质量提高后，人生都变美好了**

王逸安（女）

年龄：67 岁

职业：退休公务员

调养重点：睡眠质量差、肩膀僵硬、手脚冰冷、焦虑不安、
心悸胸闷

　　退休以后，我为自己安排了充实的退休生活，在医院当义工服务病人，在某基金会当义工帮有身体障碍的孩童喂饭，还在某个社会团体接听电话听人诉说苦楚。除此之外，我和其他义工也常常交流心得，聊聊妈妈经、儿女经，听听别人怎么处理婆媳关系，如何照顾高龄父母。

　　像我这样一个 60 多岁的人，和先生共度退休后的生活，同时照顾 90 多岁高龄的母亲，生活简单而规律，孩子们也有自己的生活天地，一切都很美好。我一直是一个很注重健康的人，饮食也很简单，少油少盐，不太吃肉，所以我的体重一直维持在标准范围内，除了血压有些不稳定，平常也没什么病痛。像有些同年纪的朋友会抱怨头脑不灵光、体力不济、食欲不好什么的，这些状况我都没有。

　　当然，我会这么注重健康也是有原因的。我有高龄母亲要照顾，这个担子没有健康的身体当然扛不住。同时我认为把自己的身体照顾好是为人父母者应有的基本态度。现在的年轻人生活压力大，面对社会的快速变迁、庞大的经济

压力，如果还要照顾生病的父母，实在是太辛苦了。如果我没有顾好自己的健康，那我的孩子可就惨了！

既然身体状况还不错，为什么我会去找邱老师咨询呢？主要原因是我们家的老三——我的幺儿。老三是室内设计师，工作忙碌的时候常常三餐不定时吃，熬夜苦撑更是免不了的，也因此年纪轻轻却常常一脸倦容，肠胃消化功能不好，睡眠质量也很糟。因为儿子并没有和我们同住，我虽然很担心他，却也帮不上什么忙，只能苦口婆心地劝他要记得吃饭、别太晚睡觉。没想到一段时间没见，儿子回来陪我们三个老人家吃饭，我发现他居然变了，不只是整个人容光焕发，身体也变结实了。有趣的是，在我张罗晚餐时，儿子特别提醒我哪些食物他不能吃，哪些食物必须怎么料理他才能吃。我本来就是个在乎饮食健康的人，既然儿子的改变是因为饮食而起，我当然听话照做。

在晚餐时我们聊了很多，儿子讲述了他接受邱老师咨询的过程，讲到饮食的改变让他原来困扰许久的许多身体问题都改善了。然后他问我："妈，我也帮你向邱老师预约咨询好不好？"

"有这个必要吗？我的身体状况还不错啊！"老实说，看见儿子这个也不能吃，那个也不能尝，我心里很犹豫。没错，我是很注重健康的人，可是万一和邱老师咨询过后，发现我什么东西都不能吃的话，那生活也未免太苦闷了。

"你不是老说你睡不好吗？而且你最近也常说你的记忆力越来越差了。"儿子很认真地注视着我，"也许咨询过后，你只要稍微调整你的饮食就好了，你就试试看嘛！"

"嗯……"其实我心里也充满了好奇，我虽然知道饮食对于健康的重要性，可是光靠调整饮食就能够让健康状况改善，真的让我挺想了解邱老师是如何办到的。"好吧，你帮我预约吧！"

　　和邱老师见面后，她要求我仔细地回答她问卷上所列的问题，然后在咨询的过程中，我才发现其实我的身体状况好像不只是我所认为的"除了血压有些不稳定，平常也没什么病痛"这么简单。当然，毛病不是很大，但其实困扰不少。主要是因为有些上年纪了，很多的不舒适是在自然情况下慢慢发生、慢慢适应，然后我就不以为意，习惯了这样的困扰。

　　仔细想想，对呀，我除了睡不好，好像也常觉得肩膀僵硬，手脚会冰冷，不自觉地焦虑、不安，偶尔会心悸、心口闷。原来我的毛病不算少啊！以前一直以为这是因为我是个做事仔细、要求完美的人，所以心理影响了生理，才会造成这些现象，但邱老师告诉我，心理会影响生理，但错误的饮食习惯也会造成生理不适进而影响心理。而且我的体质虚寒，很多寒性的食材根本不能碰。

　　既然做了咨询，也确实发现了许多需要改善的问题，我当然听话照做。邱老师说，四条腿的动物的肉我除了羊肉以外其他都不能吃（一段时间后又加上了可以吃适量猪肉），两条腿的动物的肉暂时通通不能碰（因为我胃的状况长期都不好）。这对我倒还好，我对于肉类本来就没有特别偏好，这我做得到。

　　不吃蛋也没问题，我本来就不常吃蛋；葱、蒜不可以吃……这有点困难但可以接受；但是面食完全不能碰实在让我很为难（因为发酵类的食物也可能会让我的胃不舒服或胀气），我很爱面食，虽然不会特别排斥米饭，但我几乎每天晚餐都是以面食为主，面条、馒头、包子都是我的最爱。

　　所以，刚开始确实有段辛苦的过程，我到传统市场买羊肉片、猪绞肉，做成肉丸子；面食摊一律避开，以免刺激欲望。挑青菜也有禁忌，偏寒的绝对不可以吃，像我本来非常喜欢吃红薯叶，但邱老师说红薯叶太寒，我也只能忌口。

　　不过，要怎么收获先怎么栽，短短一个月我就清楚地感受到身体状况的改善。原本困扰我的睡眠问题消失了，晚上不再睡不好，一觉睡到天亮让我开心不已，

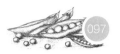

心情也变得稳定许多。这让我更有信心，也更努力地坚持这样的饮食方式，我的精神状况也越来越好了。

每次我们这些义工朋友聊天，聊到生命的话题，我总说我要活到 120 岁。别人都诧异不已，问我活那么久干什么，那多辛苦啊！

我总是回答，因为我热爱生命，而且生命这般美好，我当然要活到 120 岁。现在，经过邱老师的指导和饮食观念的改变，我不只可以朝 120 岁迈进，而且可以健康地活到 120 岁！

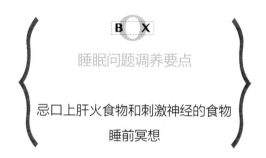

BOX
睡眠问题调养要点

忌口上肝火食物和刺激神经的食物
睡前冥想

生活中常常不分时间地点地"哔哔啵啵"，老是"一肚子气"，这是许多朋友和来找我咨询养生方法的人常提出的问题，那就是"胀气"。这跟现代人的三个通病有关。

不愿意专心吃饭

大家吃饭的时候，喜欢玩手机、看剧、聊天，这些都会影响消化系统的运作。

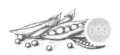

吃得太快

　　吃得快就容易造成胀气，边吃饭边讲话也容易胀气，没有经过充分咀嚼而混合口水中消化的食物，更容易对胃造成负担，甚至长期下来有可能导致胃溃疡。除了要养成吃饭时充分咀嚼以及尽可能专心的良好习惯之外，还要注意避免吃进一些容易造成胀气的食物。

爱吃容易造成胀气的食物

可能造成胀气的食物	
黄豆类	豆干、豆皮、豆腐、豆花、豆浆、黄豆芽、素鸡、素肉、味噌、毛豆、纳豆、素火腿、豆豉等
糯米类	麻糬、粽子、油饭、米糕、汤圆、饭团、紫米、糯米肠、猪血糕、草仔粿、红龟粿等
竹笋	笋丝、笋干等
奶制品	调味乳、酸奶相关产品、奶酪、冰激凌、炼乳、高蛋白牛奶制品、乳清蛋白等
五谷杂粮类	小麦、大麦、燕麦、荞麦、黑麦、小麦胚芽、全麦面粉制品、糙米、胚芽米等

忌口黄豆制品后，肠胃不再作怪

颜小姐（尊重本人意愿，此处仅以颜小姐称之）

年龄：31 岁

职业：科技信息员

调养重点：胃胀、腹泻、胃溃疡、鼻子过敏

好东西就是要和好朋友分享，我有一群好朋友，常常会分享彼此的心得，什么东西超好用、什么东西实在是量足又经济实惠，朋友间彼此分享，确实让我掌握了很多很棒的生活信息。邱老师的信息就是我在这样的分享中得知的。

乍看起来，我的身体状况其实还好。我曾经有鼻窦炎的困扰，可是经过手术治疗后就没什么大碍了。工作虽然忙碌，但一切都在掌握之中，所以好像也没什么太大的压力。后来因为妈妈生病，我一度非常担心，然后开始常常觉得胃不舒服，去看医生检查，才发现有轻微的胃溃疡。虽然胃不舒服给我增添了一些困扰，但好像吃过药后也还好，所以我也没有太在意。

后来我和好朋友碰面聊起这些，朋友马上告诉我，她之前也有些身体不适，但没有特别在意，没想到后来情况越来越糟，对生活造成很大的影响，结果因为去跟邱老师咨询，弄清楚了其实一切问题都源于自己的生活作息和饮食习惯，经过调养后，她不但解决了恼人的问题，身体状况还比以前更好，面对工作生活的压力也更有精力处理。

因为朋友在台北工作，而我在新竹工作，异地相隔，我们大部分时候是电话联系，见面的机会较少，所以我发现她的样子和上次跟我见面时有很大的不

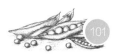

同。最明显的是体态变轻盈了，没有化妆的她却散发着好气色，讲话时神采奕奕，笑容也多了。上次碰面聊天时感觉她精神状况很糟，聊天时显得有些急躁，好像也很容易不耐烦，并且她深受睡不好所苦。我和老公常聊起她的状况，猜想她是不是工作和生活压力太大，很担心她的身体健康。

看到她经过邱老师的指导后有这么大的改变，我心里很为她高兴，也不免好奇，这位邱老师究竟是何方神圣，居然只是借由几张问卷和一番观察就可以精准地提出具体的建议，让我这个好朋友可以有这么大的改变。深入了解后，我想到老公长年的困扰——湿疹，还有他的鼻子过敏非常严重，如果邱老师可以帮助他解决这些问题，那就太棒了！

原本以为和邱老师见面不过就是谈谈身体状况，然后邱老师对我们观察一番，再提出具体的食疗建议就可以了。没想到这个咨询一点也不马虎，虽然朋友之前和我聊到过她第一次向邱老师咨询时曾填写问卷，但我没想到这问卷填起来竟然这么费事，问题密密麻麻的，我填着填着竟然发现——嗯……这上面说的状况我好像也有！仔细想想，我好像腹泻的情况也挺多的；对呀，其实我好像也挺容易疲倦的；好像也常常腰酸背痛……

原来，一切都有迹可循，已经习以为常的小毛病原来并不是单纯工作太累造成的，真正的元凶，其实是我们吃到肚子里的东西。

"所以，我的体质真的不能吃蛋吗？"

"我的体质青菜不可以生吃？但是煮熟的青菜营养不是容易流失吗？"

"黄豆可能会造成胀气，所以我的胃才会那么不舒服？"

哦，天哪、天哪！原本为了健康着想，我还特意每天自制豆浆当早餐，然后吃吐司夹蛋配生菜，这全都错了吗？这不是营养又健康的最佳饮食吗？这种传说中的健康饮食真的就是造成我胃不舒服、容易腹泻等问题的元凶吗？

唉！错误的认知真是害死人了！我原本还在想，我每天都让老公吃得那么健康，那么营养，为什么他只长了肥肉，身体健康却没什么改善？而且，老公的严重湿疹、鼻子过敏问题，幕后黑手其实就是我！这真是晴天霹雳呀！

老师还提醒我，要摄取优质蛋白质，所以要摄取足够的肉类。

"可是，老师，我其实平常都吃很多肉！"

"但是你吃的不是优质蛋白质。"

不是说优质蛋白质是从肉类摄取的吗？我吃了那么多肉，邱老师却说我摄取的不是优质蛋白质。

"你所吃的肉经过过度的料理，烹调的时间过长，会造成反效果。"

邱老师说，肉类烹煮千万不要超过 15 分钟，像火锅的料理法，将薄薄的火锅肉片放到锅中涮一涮，熟了之后立刻吃，其实是最正确的吃法，以避免煮太久破坏肉的蛋白质。

我们在煮肉的时候通常会加入葱、蒜等调味，这也大错特错，因为这些东西反而会让我们的身体容易上火，让身体在本来就发炎的状况下持续发炎，情绪也会焦躁不安，晚上当然也睡不好觉。

"还有，以你目前的身体状况，鱼也是不可以吃的。"

咦？这个不能吃，那个要忌口，那我还有什么可以吃的呀？邱老师开出了她建议的食谱，告诉我可以选用的食材，并且教我如何用中药材煮鸡汤。看着食谱上罗列的项目，嗯……其实情况也没那么糟，以前不过是对食物有固定偏好和既定认知，一旦把眼界打开，其实可以吃的东西相当多。后来我才知道，当味觉回归到最原本的状态，吃，变成了相当简单的事，我们身体的需求其实很简单。

照着邱老师指导的方法，我和老公展开了新的饮食之旅。刚开始当然有些

不习惯，以前早上是喝豆浆，现在是喝鸡汤；以前是吃吐司夹蛋配生菜，现在是吃法国面包夹肉片，或者烫青菜配白米饭，做起来并不复杂。由此而来的变化，是我肠胃不舒服的问题很明显消失了，因为身体暖和了，腹泻也消失了；晚上可以很自然地入眠，第二天早上醒来精神饱满，长时间工作也不会累，腰酸背痛的情形也不再发生。

　　除此之外，还有个小小的收获——我的体重减轻几千克，小腹也变紧实了！看来，我不只找回了真正的健康，也可以放心地怀孕，准备孕育一个健康宝宝喽！

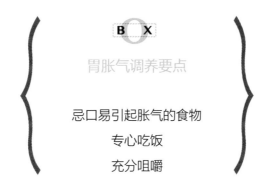

BOX

胃胀气调养要点

忌口易引起胀气的食物

专心吃饭

充分咀嚼

陆 好端端怎么就成了易过敏体质

近几年，过敏人数节节高升，尤其近十五年，过敏性鼻炎患者和异位性皮肤炎患者都已经呈倍数增长，甚至有医学报告指出，每4个人之中至少就有1个人曾经得过过敏性鼻炎。

嗜吃寒性食物养成过敏体质

寒性体质的形成原因多半与饮食习惯有关，如果你是一个很爱吃寒性食物的人，就容易体质偏寒。基本上以食物的属性来分，蔬菜水果都是寒性的，蛋白质是温暖的，淀粉和水是中性的；而寒性食物又分为比较不寒的根茎花

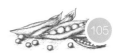

果类与比较寒性的叶菜瓜类。

先了解哪些食物属于比较寒性的食物，然后回忆自己是否因为嗜吃而常常吃。

寒性食物	
蔬菜	大白菜、小白菜、大黄瓜、小黄瓜、苦瓜、丝瓜、瓢瓜、冬瓜、芥菜（包括雪里蕻）、红薯叶、白萝卜、秋葵、苜蓿芽、豌豆苗、芦笋
美食	生菜沙拉、生鱼片等生食及冰品

* 下午 4 点以后不要吃叶菜类及水果，否则也容易造成体寒

如果特别爱吃寒性食物，又有过敏的问题，你可能要考虑先暂时告别这些食物，等到身体调整好了，再让自己偶尔解解馋，而不要再放纵地餐餐吃，天天吃。

鼻子过敏请再回避

有可能引起鼻子过敏的食物
大葱、四季豆以及柑橘类水果（包括橘子、橙子、柠檬、葡萄柚、柚子）等

皮肤过敏请再回避

可能引起皮肤过敏的原因，跟上肝火、肝脏解毒功能不良、体质太寒以及食物有关。

容易引起皮肤过敏的食物
蛋类制品、奶类制品、贝类海鲜、甲壳类海鲜、芋头、玉米、玉米笋、茄科食物（茄子、西红柿、青椒、甜椒、辣椒）、南瓜、五谷杂粮

* 如果这些都忌口后皮肤过敏还是没有改善，那么就连菇类的食物也要忌口

至于我们说的肝火有两种，可以分为"外火"和"内火"。外火多半是吃进身体的食物造成的，而内火则跟情绪以及生活习惯有关。

要分辨容易造成外火的食物挺容易的，因为大部分的人都有"哪些东西吃了会上火"的概念，只是没有注意到自己有多爱吃这些食物……

容易上肝火的食物	
烹调方式	以高温油炸、高温烧烤、高温爆炒方式烹调的食物
美食	沙茶、咖喱、红葱头、红葱酥、姜母鸭、麻油鸡、羊肉炉、药炖排骨、麻辣调料、香油及食品添加物
高温烘焙的坚果	花生、杏仁、核桃、开心果、南瓜子、葵花子、蚕豆、腰果、松子、夏威夷果仁、含花生的米浆等

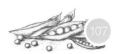
水果	荔枝、龙眼、榴梿、樱桃等
饮品	咖啡、市售黑糖姜母茶（黑糖和不去皮的老姜都会让人上火）等

内火的原因：情绪压抑、晚睡。

这需要自己好好面对和调整。

摆脱过敏体质后，脾气都变好了

周湘琦（女）

年龄：43 岁

职业：出版社总编辑

调养重点：体虚多病、鼻子过敏、易怒、没耐性

我从小就很容易感冒，我妈妈甚至很爱提起当年我因为太常跑医院，以至医生一看到我就会自动把医疗费打八折（当年没有医保，一切自费，打八折是可以省下很多钱的），看病看到有 VIP（贵宾）折扣，足以证明我有多容易生病。

因为生病是家常便饭，我早就习以为常，所以也不感觉有什么特别的困扰，一向没有把"健康"当作需要特别注意的事情，甚至认为那是老人才会热衷的话题，不管是长辈还是朋友劝我早睡早起、定时吃饭、吃健康的食物，我都视为唠叨和啰唆，左耳进右耳出，毫不在乎。

除了经常感冒，另一个从小就跟着我的问题是打喷嚏。每到冬天，我早上起床连续狂打二三十个喷嚏，人还没醒，就头昏脑涨起来。

凡事皆有机缘，就在一年前，我生病的频率变得更高，从前可能是每逢流行性感冒来袭，我必插上一脚，而每次感冒会持续十天到两周，后来演变成只要睡眠不足、压力较大，我就会感冒，而且常常拖了一个月也不见好转，再加上哮喘，我没有一天是觉得舒坦的。

病得非常严重，工作压力也很大，我处在一种内外煎熬状态的同时，因为 Jolin（蔡依林）的《养瘦》而认识了邱老师。有一天我在办公室咳得死去活来，

我的老板从我身边走过，忍不住说："你就找邱老师看看啊，这样一直病也不是办法。"

一方面军令如山，另一方面我也实在是病得每天睁开眼睛第一个念头就是"我到底什么时候死？"或者"地球为什么还不爆炸？"之类的极端悲观情绪。我暗忖，既然地球一直都没有爆炸，我也死不了，这样活着实在太痛苦，也许老天一直在给我信息，让我在这时候认识邱老师，不如死马当活马医地去找邱老师咨询一下吧！

因为 Jolin 的关系，我跟邱老师之前已碰过几次面，对她的印象只有皮肤白皙、身材结实，有点严肃却又很亲切，但几次之后越聊越投机，尤其她讲到一些我们现代人习惯用脑袋控制身体，而不去倾听身体告诉我们什么之类的道理，让我深觉值得好好思考。

她告诉我："身体健康的人心情比较容易保持愉快，你想想看，如果你头痛、背痛、腰酸，走起路来脚有千斤重，这个时候有个人跟你擦身而过撞了你一下，你一定会气得要命；但相反地，如果你心情愉快，身体没有任何不舒服，人家不小心撞你一下，你就会觉得没有关系而一笑置之。"这段话真是说到我心坎里去了！因为一直以来，我个人的形象上是贴着"坏脾气"标签的！有一次，跟着我工作多年的同事脚扭伤了，她突然好有感触地对我说："我发现其实你的脾气不算差，我因为脚伤不舒服就一直想发脾气，你每天身体都不舒服，却偶尔才发脾气。"这种体己话，还真是听得我想哭。

邱老师告诉我，只要适当地调养身体，连没耐性、易怒之类的个性，也会得到改善。要知道邱老师的咨询，第一次要花三个小时，对没有耐性的我来说可是一大挑战，但我左思右想，如果真的能让我脾气变好，为什么不试试？

咨询那天，前面三分之一的时间，都用在了解我身体有哪些不舒服的症状，以及了解可能造成这些状况的原因，当时的我，也分不清是长期服用感冒药的关系还是怎么着，整张脸浮肿得很厉害。邱老师说："你若乖乖地照着做，脸一定会小一圈。"接着邱老师开始就造成那些问题的心理因素问了我一些问题，我很坦诚地将我人生当中所面对的困境跟邱老师说（她就是有那种让人信任的特质），听完之后，邱老师给我许多转换角度看待事情的建议，这当中有许多内容让我有种豁然开朗的感觉。

咨询结束后，我回家仔细看了一遍邱老师记录下来的各种症状以及该吃什么、暂时忌口什么，想着就试三个月吧！因为邱老师调养身体的方式并不涉及任何内服的药物，就算没有效果，我也不会有什么损失，何乐而不为呢。

第一个月，我意外地瘦了三千克。我问邱老师原因，邱老师说我当初去找她时有水肿，所以这代表我的身体在排废水。然后一转眼四个月过去，某天朋友问我咨询邱老师的效果如何，我回首发觉这四个月来，我完全没有感冒过，对一个三年来不断感冒的人而言，光是这点就足以让我觉得邱老师真的很神奇；而早上起床不再打喷嚏，更是让我有如获新生之感。

我还有另一个获得非常大改善的地方，就是我的"易怒"。我不知不觉地降低了发脾气的频率，而且降低到让我身边朋友都大为惊讶的地步。常常我在叙述发生的事件时，朋友们会惊讶地瞪大眼睛问："你没发脾气骂人？"我很茫然地摇摇头反问："这有什么好发脾气的啊？"朋友就会说："你脾气怎么变得这么好？"

他们以我的常态来推断，在那些状况下，我一定会发脾气，但从我的叙述中却发现我没有，这让他们觉得惊讶，也因此我的朋友基于成为间接受惠者（变得很少被骂），而也感激起邱老师啦！

我必须承认，要百分之百做到邱老师的养生要求，其实并不容易。许多人

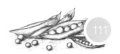

可能觉得要忌口自己爱吃的食物是件痛苦的事情，我倒没有这方面的困扰，可能是邱老师"种"了一个苗在我心里——咨询时她对我说："你要告诉自己，我的空虚不需要用吃来填补。"我是个好强的人，尤其对于自己心灵上的富足是有相当高要求的，因此我就想："呸，我哪儿需要用吃来填补空虚！"我的困扰来自我是个外食族，要每一餐都告诉餐厅的人："一碗韩式拌饭，不加蛋、不要黄豆芽、不要黄瓜、不要加酱……"我实在没有勇气，也怕麻烦。我只会重点式地选择避免可能导致我过敏以及上火的主要食物，这是我自作主张，因此还是有些健康状况无法达到邱老师要求的状态。

像是不久前我的哮喘发作，邱老师知道后质疑我有没有吃什么不该吃的东西，坦白说，我"自己认为"不该吃的是真的没有吃；但邱老师认为不该吃的，我大概只做到百分之四十，对于那些无法改善的问题，我心里很清楚是自己的努力不够。但即便我只做到百分之四十，我的健康状况还是得到很大的改善，像是精神比较好、身体不再有那么多小病痛，心情自然也就比较好，很少很少再感冒，说真的，我已经很满足了！毕竟我不是Jolin，没有那种为求美丽而屹立不倒的决心。

能够认识邱老师，我依然相信是某种奇妙的机缘，邱老师改善了我的身体和脾气，她的养生要求便是我的福气！

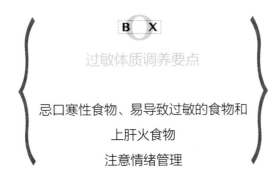

BOX

过敏体质调养要点

忌口寒性食物、易导致过敏的食物和

上肝火食物

注意情绪管理

会吃的人不显老

　　一个人为什么会感觉自己未老先衰呢？有一些人会觉得视力提早衰退，未到中年目茫茫、发苍苍、牙齿松动等症状都已经出现，记忆力衰退，注意力不集中，突然间走神，皮肤状况越来越差，脸上出现斑点，手上出现老人斑，身材浮肿、肥胖，女生经期越来越短、经血越来越少，肤色暗沉没有光泽……这种种现象就跟目前很流行测试自己是否有"初老"症状一样，如果你还只是个 20～50 岁的人，却已经有以上我所提到的症状，那么不要怀疑，你绝对已经是个有初老症的人了。

　　你不要叹一口气，自问"能怎么办呢？"之后，就跳过了这些问题，因为只要有心调整，是很有机会让身体回春的！所有的症结回到原点，都跟基础代谢率有关，只要把基础代谢率调好，就可以让身体衰老的状况得到改善。

　　首先，请一定注意以下几个原则：

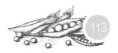

正确摄取身体需要的营养素

三餐注意同时摄取六大营养素，也就是脂肪、蛋白质、维生素、矿物质、淀粉和水。在摄取六大营养素的同时，也要留意避开其中不适合自己的食物。哪些是不适合自己的食物呢？当你长期食用某些食物，身体无法将这些食物完全分解和吸收的时候，你就有可能会出现某些不舒服的状况，比方说胀气、皮肤过敏、鼻子过敏、青春痘、粉刺、难以入睡、浅眠多梦、排便不顺等问题，有这些问题的人请先参考前文所提到的有可能会引起这些状况的食物，先一次针对一种状况，认真忌口造成这种状况的食物三个月到半年，如果不舒服的状况和这些食物有关，应该半年后会得到大幅度改善，当状况完全改善后，就可以重新试着少量吃这些食物。

绝对忌口冰品、生食以及寒性食物

这是为了不阻碍基础代谢率。冰品、生食、寒性食物会让身体变寒，血管收缩，血流变慢。请记住，肉的属性是温暖的，蔬菜水果是寒性的，水和主食则是中性的。所以晚餐最好不要吃太多蔬菜，而水果最好的摄取时间是早上，叶菜类是蔬菜中较寒的，最好是在中午吃，晚上则应选择根、茎、花果、包心类的蔬菜来吃。

勤快执行可帮助提高基础代谢率的方法

泡澡、泡脚、平地快走（建议早餐或晚餐后一个小时，先做好暖身和拉筋，然后平地快走20～30分钟，注意步伐要拉大，双手前后大幅度地摆动，身体虚胖严重或身体虚弱的人，建议一次从快走15分钟左右，再视身体状况改善的程度慢慢增加到30分钟左右）。

基础代谢率提高之后，只要认真忌口上肝火的食物，肝脏功能变好、负担变低，让肝脏执行它应有的功能，就会慢慢开始感觉皮肤发亮、有光泽，而原本有的视力模糊，或者早上起床有眼屎、眼睛干酸痒的状况也会渐渐得到改善。

一个人如果长期上肝火，渐渐就会开始影响肾脏的功能，肾脏的功能开始慢性衰退，钙质也会流失得比较快，当身体缺钙的时候我们很容易会觉得暴躁、焦虑，记忆力变差或者注意力不集中、突然间走神，甚至开始慢慢影响睡眠，变得难以入睡或浅眠多梦，所以除了要忌口上肝火的食物之外，也要注意钙质的摄取。

就是这么简单，你一定可以做到，一定要相信只要你肯为身体做出努力和付出，必然会得到回报。

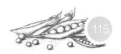

Example 真人实例

再见！未老先衰的身体

叶小姐

年龄：34 岁

职业：设计师

调养重点：肥胖、水肿

　　能够认识邱老师真的是一件很幸运的事。我做的是设计工作，工作的内容包罗万象，小到珠宝设计、型录海报设计、书籍排版设计，大到会场设计、节目规划等无所不包。也因为工作内容繁杂，我的生活模式非常不规律，有的时候工作一忙会忘了吃饭、上厕所，甚至挑灯夜战也是常有的事。也许年轻就是本钱，刚开始我还游刃有余，不觉辛苦，但渐渐地开始力不从心，早上起床变成辛苦的事，明明才睡了一觉，工作一会儿又疲倦了。

　　还有一件我最在意的事——肥胖。我们全家都是美食主义者，而我一向也对自己吃不胖这件事引以为傲，谁知这样的荣景在婚后完全变了样。我高中毕业后全家移民到美国，我在美国完成大学学业，并且从事珠宝设计工作，即便是生活在那样一个充斥着大分量、高热量饮食的地方，我都能够毫无饮食顾忌，维持姣好身材。没想到，嫁回中国台湾后，我的脸渐渐圆了，腰渐渐粗了，屁股渐渐变大了……我的妈呀！虽然肥胖不是一天形成的，但再怎么努力回想，我也实在想不出我发胖的原因，虽然我不忌口，但过去也是这样吃，并没有造成任何困扰呀！

　　虽然老公总是安慰我说没关系，甚至还说我胖一点比较好看，可是我很在意。我总觉得肥胖是健康的杀手，更何况当时的我还没做妈妈呢！没有健康的身体，如何孕育出一个健康的宝宝？而且，伴随着肥胖的问题，我发现自己体力也变得很差，除了容易疲倦，站得稍久腰就会酸，手脚冰冷，还常觉得口干舌燥。

有一次朋友聚会，聊到了这些话题，朋友提醒我正确饮食其实是健康的关键。

"是吗？可是我以前也都这样吃，并没有这些问题啊！"我这才想起朋友每次和我一起用餐时，总是会有一些饮食上的禁忌，譬如她会避免食用某类的食物，在口味上也比较清淡。

我们聊到了食物对人体影响的许多特点。朋友还特别告诉我，有些食物会刺激肝火和神经，以致影响睡眠；像坚果种子类的食物如花生，水果如荔枝、榴梿，饮料如咖啡、姜母茶等都会刺激肝火上升，而鲑鱼、黄豆制品、巧克力、菠萝、水蜜桃、大白菜、小白菜、苦瓜和含咖啡因的饮料则会刺激神经，这些都会让我们睡眠质量变得很糟。

"哇，你怎么懂那么多？好厉害啊！"这些日子以来，朋友看起来确实容光焕发，我虽然注意到了，但并没特别聊到，原来只不过是饮食习惯的调整，居然能带来这么大改变！

"我哪儿会懂这么多啊，是邱老师教我的。她真的很厉害，不过是观察一番、聊了些话题，她居然就清楚地指出我身体上的一些状况。"

"这么神啊！"我很好奇，邱老师是做什么的？该不会是搞什么命理改运之类的，要不就是直销健康食品的吧？

"邱老师是一名养生老师。她提供给我很多饮食上的建议，也给了我许多生活上的建议，帮我及早发现身体上的问题，带给我的改变非常大。"

朋友问我有没有兴趣认识邱老师，我不是很确定。说真的，朋友提到邱老

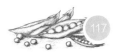

师时整个人仿佛放出了某种光彩，对邱老师这么多的褒奖反而让我心里有些迟疑。不过，朋友提到的健康理念确实深深地触动了我，我的心里又有某种跃跃欲试的冲动，于是朋友建议我不妨先从某些饮食习惯的改变着手。

"你不是很爱吃蛋吗？说真的，蛋对人体造成的不良影响真的很多，你要不要试试看能不能做到不吃蛋，如果做得到，而且看到了身体的转变，我再帮你向邱老师预约。"

蛋这个玩意儿真的是我的致命伤啊！我很爱吃蛋，从简单的蛋（卤蛋、荷包蛋、茶叶蛋）到复杂的蛋制品（蛋糕、面包、加工甜点）都是我无法抗拒的最爱！蛋（但）如果对我的健康影响有这么大，我又渴望把体质调整好、生个健康宝宝……好吧，我顺便考验一下我的毅力好了。

于是我从减少摄取蛋的数量开始，六、五、四、三……到不吃，这真的有点难。不过，经历了几个月的"戒蛋"考验，我确实发现身体有了奇妙的转变，这让我增加了许多信心（因为未来要戒除别的饮食习惯恐怕更困难），于是我向邱老师预约了咨询。而且就在同时，我发现我已经怀孕两个月了，哈哈，真是太神奇了！

和邱老师见面后，我确实受到很大的震撼。初次见面，邱老师快狠准地指出我的几个健康问题，并且拿了一张密密麻麻的问卷要我作答。我也不敢马虎，翔实地回答了问卷上的一切问题。邱老师告诉我，我的身体并不是肥胖，而是水肿；这主要是我的肾虚和肝功能的问题，原因也很明显——我的生活作息不正常，时常熬夜，摄取的饮食也有很大的问题。除此之外，邱老师也说出了我的其他状况——耳鸣、手脚冰冷、眼屎、眼痒、眼酸、口苦等。有些是我本来就觉得困扰的问题，有些则是感觉问题不大而习以为常忽略了。

因为我的体质湿寒且虚，她要我戒除生食，不碰生菜沙拉，属于生冷食物的叶菜也要少吃，改吃根茎花果类的蔬菜，认真吃属性温暖的优质蛋白质等，并且列出了详细的饮食清单，早餐该怎么吃，中午吃什么合适，晚餐如何吃最恰当，如果遇到需要外食的情况该如何注意……

因为操作起来并不困难，老公也为了支持我，与我共同展开了新的饮食计划。短短几个月后，邱老师再见到我，直说几乎认不出我了，因为我已经完全脱胎换骨，神采飞扬。因为肝火和肾虚的情况改变了，水肿的问题也轻松解决了！

更棒的是，怀孕前，我的体重已经超重 20 千克，而怀孕的过程中我只增加了 5 千克的体重，胎儿完全健康，发育正常。正常情况下，怀孕过程最理想的是体重增加 8 千克左右，等于我在怀孕的过程中，自身的体重减轻了约 3 千克；等到生产完坐完月子，我的体重减少了 10 千克。而且怀孕的过程中我都非常轻松舒适，不曾体会别人怀孕时的孕吐、烦躁等痛苦，生产过程也非常顺利，没有剧烈的疼痛感。

真的很感谢邱老师，她带给我的改变真的是太棒了！

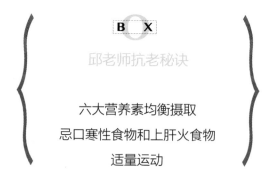

BOX

邱老师抗老秘诀

六大营养素均衡摄取
忌口寒性食物和上肝火食物
适量运动

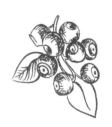

★ 我们已经习以为常的小毛病原来并不单纯是生活太忙、工作太累所造成的，真正的元凶，其实是我们吃到肚子里的东西。

★ 水肿绝大部分是因为寒性食物吃太多使体质太寒，以及优质蛋白质摄取不足造成心脏、肾脏功能不良而导致基础代谢率变差，体内多余的水分就会无法排掉。

★ 关于水分的摄取，正常人从早上起床到晚上9点以前，冬天建议摄取1800毫升（包括汤、饮品等全部的水分），冬天常在暖气房里的人建议摄取2000～2200毫升，春、夏、秋天则建议摄取2000毫升；晚上9点以后应该尽量控制饮水量，若觉得渴，可以喝一口水含在口中，过一会儿再慢慢吞下去。

★ 如果脂肪堆积的部位在手臂、肩背，我会建议先忌口蛋类制品一段时间，认真摄取优质蛋白质，继续喝红豆茯苓莲子汤；如果想要更快速地让身体瘦下来，可以借由局部推脂的方式来帮助自己达到效果。

如果是腰部肥胖，就要先忌口上肝火的食物，注意负面情绪的调整，以及不要熬夜，再配合局部推脂就可以很快地瘦下来。

★ 要改变下半身肥胖，和改善水肿一样要先忌口寒性食物、冰品、生食一段时间，并且每天早上起床先喝温姜汁（请参考 "温姜汁" 做法及用法），最重要的是认真摄取优质蛋白质，然后可将红豆茯苓莲子汤当点心吃，再配合泡澡或泡脚来加强新陈代谢。

★ 绝大部分的现代人，最大的问题就是忽视对自己情绪的照顾。在我的咨询经验中，我常常发现有一些人因为长期营养摄取不足，或者长期摄取不适合自己的食物，造成某些身体状况，这些身体不舒服的感觉会造成某些情绪问题，甚至影响人面对事情的态度。而这些比较负面的反应和态度，会再制造出更多的情绪困扰，这些情绪困扰反过来再影响身体，变为一种身体与情绪相互交错的负面影响，造成身体状态每况愈下的恶性循环，所以请大家调整自己身体健康的同时，也花一些心力学习调整和照顾自己的情绪。

★ 青春痘多由不当饮食和熬夜所造成。引发粉刺的原因，可能是吃了上肠火的食物。有毛囊炎则要忌口蛋类制品和奶制品。

★ 你若是想要年轻 10 岁，就这辈子都别吃冰。

★ 优质蛋白质及淀粉类食物长期摄取不足，有可能会造成心脏无力、肠子蠕动过慢。心脏无力，肠子蠕动就会变慢；肠子蠕动变慢，我们吃到肚子里的食物就会积压好几天才慢慢蠕动到直肠，然后我们才会感觉有便意。许多长期减肥的人最容易有便秘的状况，主要就是因为缺乏心脏需要的优质蛋白质及淀粉。

肉类是最好的蛋白质来源，而且四条腿的好过两条腿的，两条腿的好过没有腿的；一般所谓高血脂、心血管疾病，往往都是因为摄取肉类过量而患上的，而且摄取的不是优质蛋白质。

★ 影响睡眠的原因很多，其中有三大原因是最常见的，那就是肝火、刺激神经的食物以及内在的情绪问题。

★ 很多时候我们把失眠当成一种诅咒，但其实它可能是身体对我们提出的一种抗议，身体希望不被打扰地跟我们相处，所以要学着不再把失眠当成一种诅咒，应该感激，我们可以好好谢谢自己的身体，这就是正面思考的力量。

★ 吃得快就容易造成胀气，边吃饭边讲话也容易胀气，没有经过充分咀嚼而混合口水中消化的食物，更容易对胃造成负担。

★ 嗜吃寒性食物容易养成过敏体质。

★ 我们说的肝火有两种，可以分为"外火"和"内火"。外火多半是吃进身体的食物造成的，而内火则跟情绪以及生活习惯有关。

★ 现代人习惯用脑袋控制身体，而不去倾听身体告诉我们什么。只要适当地调养身体，连没耐性、易怒之类的个性，也会得到改善。

★ 所有的症结回到原点，都跟基础代谢率有关，只要把基础代谢率调好，就可以让身体衰老的状况得到改善。

★ 三餐注意同时摄取六大营养素，也就是脂肪、蛋白质、维生素、矿物质、淀粉和水。在摄取六大营养素的同时，也要留意避开其中不适合自己的食物。哪些是不适合自己的食物呢？当你长期食用某些食物，身体无法将这些食物完全分解和吸收的时候，你有可能就会出现某些不舒服的状况，比方说胀气、皮肤过敏、鼻子过敏、青春痘、粉刺、难以入睡、浅眠多梦、排便不顺等问题，有这些问题的人请先参考前文所提到的有可能会引起这些状况的食物，先一次针对一种状况，认真忌口造成这种状况的食物三个月到半年，如果不舒服的状况和这些食物有关，应该半年后会得到大幅度改善，当状况完全改善后，就可以重新试着少量吃这些食物。

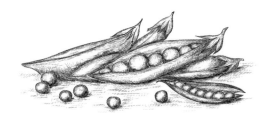

邱锦伶的瘦身食堂

美食篇

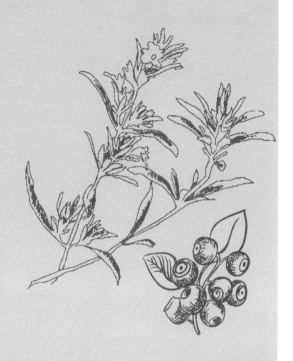

PART

美食篇

3

邱锦伶的瘦身食堂

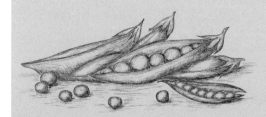

让做饭变成一件简单的事

　　找我咨询的人和看过我的书的读者，统计下来问得最多的一个问题，就是："邱老师，我们真的很愿意忌口不该吃的食物，但问题是每天吃小火锅也会腻啊！我们不知道到底还有什么选择。"

　　渐渐地我归纳出大部分人觉得择食难以执行的两个原因：

　　一、每天都要上班，回到家已经累坏了，哪里还有时间洗菜、切菜、料理呢？

　　二、认真地去市场买了菜，但回到家进了厨房，脑中便一片空白。在众多的烹调方法之中，选来选去只会用滚水汆烫，而他们往往也会被身边的朋友说："你这样吃，当然会瘦啊！"

　　所以在这一章里，我会分享一些节约做饭时间的小技巧，以及既美味又养生的美食食谱。这些食谱有一些是我的固定菜单，也有一些是择食同学的分

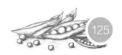

享。在此我要特别感谢王逸安大姐，她是择食学生当中相当认真、执行很彻底的人，为了能吃得健康，又吃得美味，她自己研发了许多让我流口水的料理，更特地为大家贡献了两份食谱。另外要感谢帅哥主厨Tony（托尼），他的手艺我一直都非常赞赏，为了让自己更健康，他也用专业知识不断研发新的菜式，特别提供了四份食谱。

不要再误以为做菜很难，也不要再只吃水煮青菜、烫肉片，除了吃得正确健康之外，美味也是可以兼顾的！从今天开始跟着食谱练习，不久之后，你一定可以自己制作美味和健康都满分的三餐。

周末备一次料，享受一周健康便当

针对第一个原因，上班族朋友们，我可以跟大家说方法再简单不过，只要你肯在假日走入菜市场，知道自己按照择食的原则该避免吃什么、可以吃什么而去买好食材，回到家洗干净，一样一样切好，用保鲜盒分装放进冰箱。在做这些事情的过程中，你可以感觉到幸福和快乐，因为当你在做这些事情的时候，你就可以在心中不断告诉自己，这些事情是你为爱自己而做的，更可以是为爱家人而做的，有爱在里面的料理，才会是最棒的料理。

然后你每天要吃什么就取什么出来，今天是肉片彩蔬结加姜黄饭或是橙香蚝油猪排加红薯茭白小米饭，甚至是更简单的西红柿玉米绞肉口袋饼，健康和美味的一餐就完成啦！这些菜的做法，我都会在后面的食谱里说明。我要说的是，只要掌握择食的原则，想想看，要健康烹调就不能超过15分钟，同时又不能高温烹调，所以做一餐饭是花不了你多少时间的，你却能吃得健康而自然瘦下来，怎么会难呢？

　　针对第二个原因，希望本章食谱能够激发你的做菜灵感，这就是我和大家分享这些食谱的最大目的呀！

别再"添油加醋"了，食物的原香最香

　　择食餐可以用哪些调料呢？

　　★ 一般用酱油、盐；偶尔也可以用蚝油（海鲜蚝油或香菇素蚝油均可）、醋、米酒、料酒、黄酒调味，少量即可。

　　★ 炒菜爆香，可选择姜片、香菇丝、洋葱，代替葱和蒜；如果要做出西式风味，则先用洋葱丝爆香，最后再淋上一点白酒。

　　★ 清水煮菜的话菜里可以淋一点橄榄油，还可以加一点酱油。

　　★ 避免使用刺激性的香辛料；不要加味精。

　　做菜最简单的调料就是——盐与酱油。我的学生当中，曾经有人跟我抱怨："邱老师，鸡汤好难喝啊！"我大吃一惊，这怎么可能？一问之下才发现，他完全没有加盐，这样当然不好喝啊！所以，请记得，任何料理都可以加点盐调味。对于盐的分量没有把握的人，一开始先加少量的盐，做菜过程中试吃一下，再酌量加入就可以了。

　　酱油尤其可以使用在肉类料理中，就像是我们在外面吃的"寿喜烧"，做法其实非常简单，即便是从来没有下过厨的人，一定也可以轻松搞定。想想看，吃寿喜烧的时候，店家是不是也提供酱油和水来调整咸度，等水煮滚了再加入肉片、蔬菜等食材？把这样的方法原封不动地搬到自己的厨房，找个平底锅，用热度均匀的电磁炉，不就大功告成了？很简单呢！

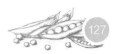

另外，我的料理法宝之一 ——"姜汁酱油"，更是让每道料理增色添香的好法宝。做法也非常简单。

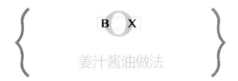

B X

姜汁酱油做法

将姜汁和酱油以 1:1 的比例调匀，就完成了。我通常会做好一小罐，用保鲜盒装好存放在冰箱里，这样一来，不管是自己做饭，还是宴请朋友，随时都有一罐美味的调料可以使用。

温锅冷油中小火，既健康又不会满身油烟味

1.温锅冷油炒：先将锅烧热（将手掌靠近锅底，感觉到热气，就表示锅已经热了），再倒入油，就可以接着放入食材了。过程中，皆以中小火来拌炒或焖煮。不会有惊险的场面，也不会有过多呛人的油烟，一切都可以优雅轻松地进行哟！我炒菜通常用电磁炉，将温度设定在 100 ~ 120 摄氏度。

2.水煮：清水煮菜的话要淋一点橄榄油，也可以再加一点酱油。蔬菜里面的营养素大部分是维生素、矿物质，都是溶于水的，不放油的话营养素很容易流失。

外食我会推荐火锅，但这是有条件的：要清汤、高汤白汤或菌菇底汤，蘸料用清酱油，或者直接在底汤里加盐涮菜和肉吃，麻酱、香油、蒜末那些调味料都是会让身体上火的。

3.凉拌：食物须煮熟后拌。

4.清蒸：蒸菜方法是将蔬菜洗干净以后淋上一匙橄榄油，然后蒸，具体蒸多久要视蔬菜数量的多少和所使用厨具的种类而定，同学们可以自行尝试。蒸的时间从水滚之后开始算，参考时间为 5～10 分钟。

5.150 摄氏度内烤熟。

6. 中小火煎。

7. 炖：用高压锅可以在 15 分钟内完成。

8.卤：适用于胶质，可以久煮。

以上烹调方式，切记肉类等优质蛋白质的高温烹调时间不超过 15 分钟，比如炖肉、排骨时先加冷水一起煮滚去血沫，这段时间不算在 15 分钟内。

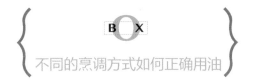

BOX
不同的烹调方式如何正确用油

首先说为什么一定要用油，可不可以不放呢？答案是一定要用，一餐大约需要 10 毫升的油。因为优质脂肪是内分泌系统制造激素的原料。有些人为了减肥长期不摄入脂肪，煮菜不放油（只吃水煮菜），再加上本身又上火，就容易内分泌失调，甚至导致越减越胖的情形出现。

正确用油，可以摄取到完整的饱和脂肪酸与不饱和脂肪酸，提供身体运作所需。不过，我们需要注意油脂的耐温特性，才不会增加致癌物的形成。

蒸、煮：只要控制烹调时间，蛋白质就不易被破坏。而快锅（即压力锅）有助于做不容易煮熟的食物。现在科技产品的发展日新月异，电饭锅、电压力锅、电蒸锅、电煲汤锅等智能家电都是不错的选择。蒸、煮肉类，不用另外放油。蒸、煮蔬菜可以淋一点橄榄油。

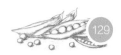

用油推荐：橄榄油 [非 Extra Virgin（特级初榨）的]

凉拌：

用油推荐：Extra Virgin 橄榄油、色拉油、亚麻籽油。

中小火煎、温锅冷油炒：即锅子用中小火预热、下油，再放入蔬菜。

用油推荐：橄榄油（非 Extra Virgin 的）、葵花子油、色拉油、猪油、黄油。

注意事项：

1. 色拉油不建议烹调时间过长。

2. 猪油、黄油：不建议常用，三高、有心脑血管疾病的人不宜用。

3. 黄油：动物性脂肪，熔化得很快，建议小火使用。可以在食物煎熟后改用小火，放一点黄油煎一下来提香。

分量说明

本章食谱，以一人份一餐到两餐的量为主。考虑到不少人可能是料理新手，对于分量的掌握总是很头大，因此在材料的标示上，我以每个人家中一定都有的饭碗来当作标准，这样大家也不必几克或几两地掌握困难，更不必担心万一买到太小或太大的食材，不知道怎么调配，轻轻松松地拿一个碗（规格为200 ~ 250毫升），就能精确地抓取分量，做出一道择食料理。如果你是经验老到的厨房老手，你更能够以此为标准，轻松地调整分量，想要两人分享，或是摆一桌择食料理宴请朋友，我想都不是问题！

COOK
BOOK

基础餐

四款择食鸡汤

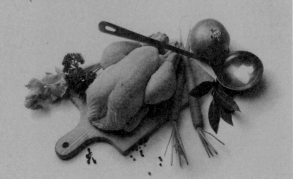

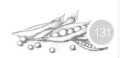

首先，把每个月分成四周，每一周针对身体不同的部分来做保养。

第一款择食鸡汤

制首乌补气鸡汤

做法视频

功效： 补肝肾气

材料： 鸡骨架 1 个、鸡爪 6 只（痛风、尿酸高、三高的人不放）、老姜 2 大块

药材： 制首乌 11 克、制黄精 19 克、参须 19 克（孕期、月子期和哺乳期抽掉参须）、枸杞 19 克（所有药材煮前先冲洗）

做法： 1. 将鸡骨架与鸡爪翻面氽烫后捞出备用，老姜去皮后备用。

2. 老姜拍扁放入装了 11 碗冷水的汤锅中煮滚，加入氽烫后的鸡骨架与鸡爪。

3. 再放入所有药材，以中小火煮 1 小时后加入适量的盐调味。

4. 熄火后捞出鸡骨架、老姜与药材后，即可食用。

❀ 四款择食鸡汤，一周一款，按顺序喝。

❀ 食材为一周的量，煮好放凉后用玻璃保鲜盒分装冷藏或冷冻，食用前回温、加热。

❀ 参须最好是白参须，高丽参须和西洋参须也可以，如果用白参或西洋参，用量减少至参须的 1/3 ~ 1/2。

❀ 可替代鸡骨架和鸡爪的食材：猪大骨 + 猪皮（或鸡爪）、羊大骨 + 猪皮（或鸡爪）、猪蹄 1 只环切四五段、牛尾。如果是炖整只鸡的话，需要把肉剔掉另做他用，只用骨头煮汤，因为鸡肉烹调 15 分钟以上就是劣质蛋白质了。另有同学提出过激素鸡、猪骨的重金属含量数倍于鸡骨架的问题，请选择安全食材。

❀ 青春期前的儿童不建议喝有药材的鸡汤。宜在一岁半后开始吃水果，可以跟着大人按择食吃法一起吃，但不一定要每天喝择食鸡汤，如果要喝，以清蔬休养鸡汤为主，一周 2 ~ 3 次，但不放鸡爪（胶质食材）。

第二款择食鸡汤

四神茯苓鸡汤

做法视频

功效： 安神、美白、消水肿

材料： 鸡骨架 1 个、鸡爪 6 只（痛风、尿酸高、三高的人不放）、老姜 1 ~ 2 大块（建议可再加干香菇 6 ~ 7 朵，去蒂头）

药材： 芡实（生）38 克、怀山药 38 克、莲子（白，去心）38 克、茯苓（白）38 克（先剥成小块，泡水 2 小时后再煮汤）

做法： 1. 将鸡骨架与鸡爪余烫后备用，老姜去皮后备用。

2. 老姜拍扁放入装了 11 碗冷水的汤锅中煮滚，加入余烫后的鸡骨架与鸡爪。

3. 再放入所有药材，以中小火煮 1 小时后加入适量的盐调味。

4. 熄火后捞出鸡骨架、老姜，鸡爪和药材不需要捞出，跟汤一起食用。

❊ 茯苓泡水 2 小时软硬正合适。

❊ 茯苓变黑就不能吃了。

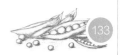

第三款择食鸡汤

天麻枸杞鸡汤

功效： 舒筋活络、加强气血循环（感冒及怀孕期间停用，经血量大者经期停用，
哺乳期可喝）

材料： 鸡骨架 1 个、鸡爪 6 只（痛风、尿酸高、三高的人不放）、老姜 1 ~ 2
大块

药材： 天麻 38 克、枸杞 38 克（所有药材煮前先冲洗）

做法： 1. 将鸡骨架与鸡爪余烫后备用，老姜去皮后备用。

2. 老姜拍扁放入装了 11 碗冷水的汤锅中煮滚，加入余烫后的鸡骨架与
鸡爪。

3. 再放入所有药材，以中小火煮 1 小时后加入适量的盐调味。

4. 熄火后捞出鸡骨架、老姜，鸡爪和药材不需要捞出，跟汤一起食用。

做法视频

第四款择食鸡汤

清蔬休养鸡汤

功效： 让身体休养生息

材料： 鸡骨架 1 个、鸡爪 6 只（痛风、尿酸高、三高的人不放）、老姜 1 ~ 2 大块

可选择以下 1 ~ 2 种蔬菜来制作清蔬休养鸡汤，如胡萝卜、木耳、山药、

菱角、皇帝豆、香菇、杏鲍菇、莲藕、茭白、南瓜等

药材： 这款鸡汤不放药材

做法： 1. 将鸡骨架与鸡爪余烫后备用，老姜去皮后备用，胡萝卜去皮切块。

2. 老姜去皮拍扁放入装了 11 碗冷水的汤锅中煮滚，加入余烫后的鸡骨

架与鸡爪。

3. 起锅前 10 ~ 20 分钟，将蔬菜放入锅内（因蔬菜种类不同而有不同

的烹调时间），以中小火煮 1 小时后加入适量的盐调味。

4. 熄火后捞出鸡骨架、老姜，鸡爪和蔬菜不需要捞出，跟汤一起食用。

做法视频　　　四款择食鸡汤

饮用说明

COOK
BOOK

基础餐

万变不离其宗的
五个基础菜式

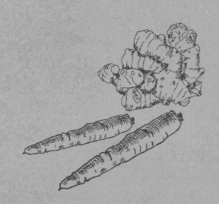

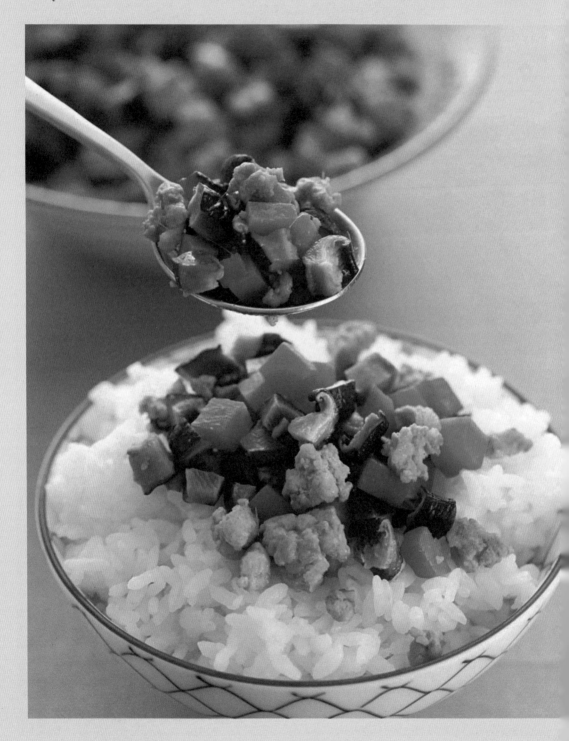

胡萝卜香菇肉燥

择食五宝之肉燥

做法视频

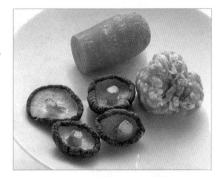

材料：胡萝卜半根、干香菇 3 ~ 4 朵、猪绞肉 75
克、姜汁酱油

做法：1. 胡萝卜去皮切丁，香菇事先泡发，去蒂
切丁。

2. 猪绞肉先用姜汁酱油腌入味，再放进平
底锅拌炒，表面炒熟后加入胡萝卜丁与
香菇丁拌炒，再加入姜汁酱油拌炒调味
即可。

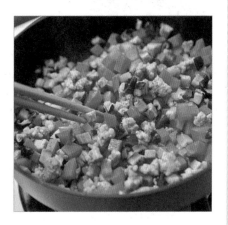

小贴士 择食餐都是温锅冷油炒，即先开火，感觉锅热后倒油，跟着放食材。

胡萝卜素是脂溶性的，一定要用油炒，炒到油变黄色时，表示胡萝卜素开始溶解
出来，维生素 A 也释放出来了。

如果想做得多汁，可以加点开水。

尿酸高者、痛风患者、多囊卵巢患者不宜吃菌菇类。

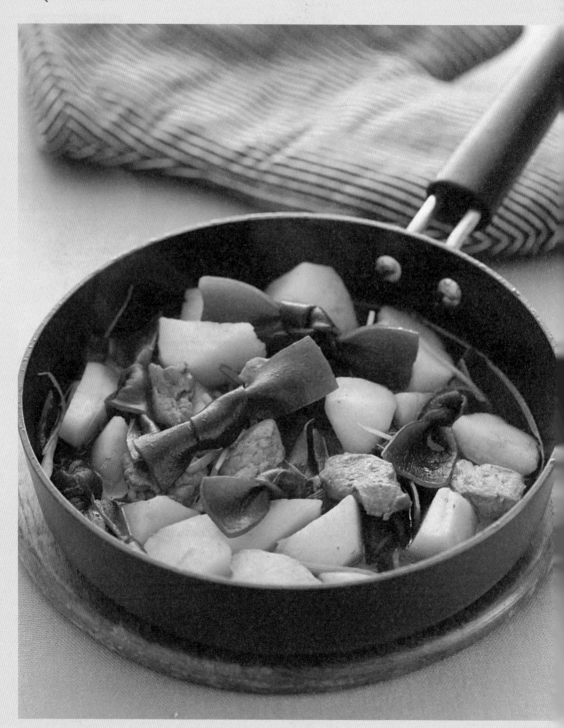

海带马铃薯炖肉

做法视频

材料：海带约 1/2 碗、马铃薯（小）1 个、猪肉 75 克、姜汁酱油

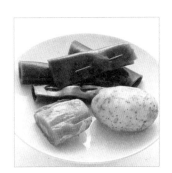

做法：
1. 马铃薯削皮切块，先以滚水煮至半熟，海带洗净备用，可依个人喜好决定是否切成小块。猪肉切块（不要切太厚，先以姜汁酱油腌入味），用平底锅煎至表面熟，四面都要煎到。（图 ❶）
2. 放入海带与猪肉块拌炒，加入半熟马铃薯块，放入姜汁酱油，持续翻炒。（图 ❷）
3. 加水，浸至材料一半的高度，水煮滚后焖煮一下。全程不超过 15 分钟。（图 ❸）

◎炖肉变化式：海带洋葱炖肉、胡萝卜马铃薯炖肉、莲藕黑木耳炖肉（炖煮时间不超过 15 分钟）。

小贴士 甲亢、多囊卵巢患者不宜吃海带。

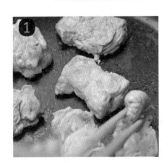

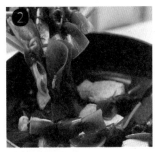

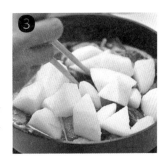

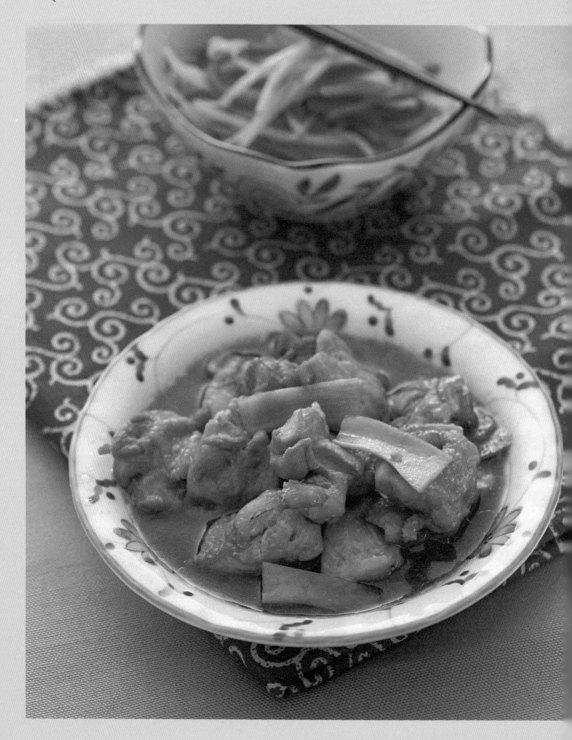

鸡腿烧肉 + 绿豆芽炒胡萝卜

做法视频

材料：鸡腿肉 75 克、小胡萝卜 1/2 根、绿豆芽 1/2 碗、姜汁酱油、黄砂糖些许、米酒些许、姜片（去皮）适量

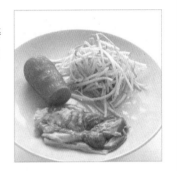

做法：1. 胡萝卜去皮切丝，绿豆芽洗净备用，鸡腿肉敲薄，再切成小块。（图 ❶）

2. 姜片与鸡腿肉下锅，鸡皮朝下两面煎至七八分熟后盛起。另将胡萝卜丝、绿豆芽下锅炒熟，加入姜汁酱油，再将鸡腿肉加入拌炒一下即可食用。（图 ❷）

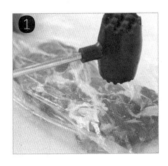
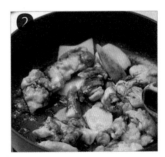

小贴士 姜汁酱油用腻了也可以加些蚝油。绿豆芽相对较寒，建议只在午餐食用。鸡肉可偶尔吃，但身体有伤口，以及身体有炎症比如说胃在发炎、肠道在发炎、肾脏在发炎时不宜吃。上火时也不宜吃。

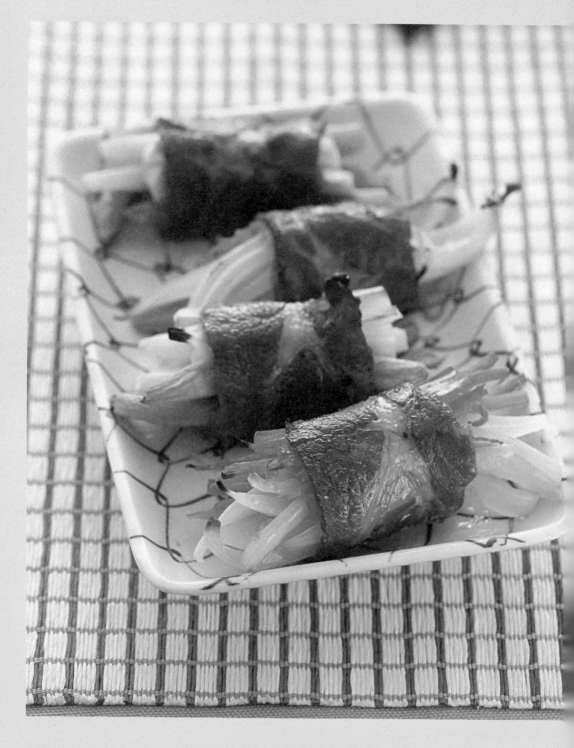

洋葱胡萝卜肉卷

做法视频

材料：洋葱 1/2 颗、胡萝卜 1/2 根、猪肉片约 5 片、姜汁酱油、
植物油、盐

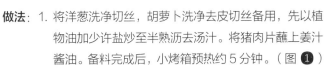

做法：1. 将洋葱洗净切丝，胡萝卜洗净去皮切丝备用，先以植
物油加少许盐炒至半熟沥去汤汁。将猪肉片蘸上姜汁
酱油。备料完成后，小烤箱预热约 5 分钟。（图 ❶ ）

2. 将猪肉片展开，取适量洋葱丝与胡萝卜丝放到猪肉片
上，轻轻地用猪肉片将材料卷起。（图 ❷ ）

3. 将肉卷相互间隔一定距离，开口朝下放在烤盘上，放
进烤箱烤 5 ~ 10 分钟即可。（图 ❸ ）

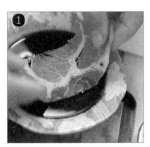
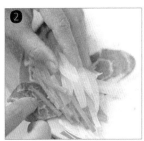
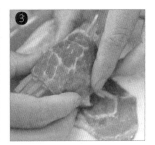

小贴士 摆放肉卷时，务必间隔一定距离，以免烤的过程中肉卷粘在一起。你也可以更换其
他蔬菜，做出不同口味的肉卷，如：茭白山药肉卷。
洋葱和胡萝卜也可以用彩椒、木耳代替。

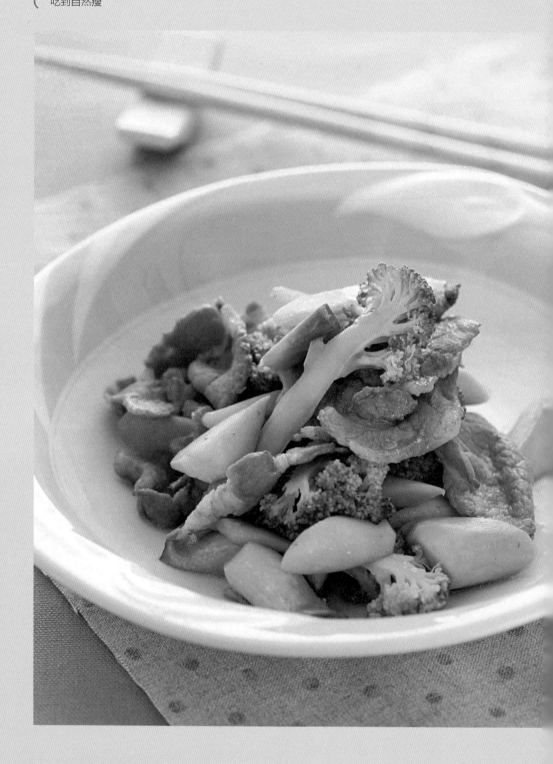

西蓝花杏鲍菇炒肉片

做法视频

材料：西蓝花 1/2 碗、杏鲍菇 2 小根、干香菇 1 朵（泡发去蒂切丝）、猪肉片 75 克、植物油和香菇素蚝油少许

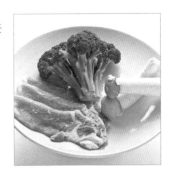

做法：1. 西蓝花洗净去皮切小块，杏鲍菇洗净切块。温锅中倒入植物油，先以香菇丝爆香，再加入肉片与杏鲍菇拌炒。（图 ❶ ）
2. 加入西蓝花，加少许香菇素蚝油调味，拌炒至熟即可。（图 ❷ ）

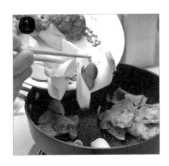
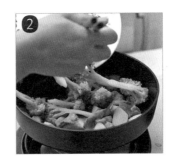

小贴士 西蓝花容易长虫，因此农夫在耕作过程中，多半会喷洒农药，除了烹调前彻底清洁之外，梗的外皮也要刨得彻底一点哟。

若想做出西式风味，可用洋葱丝爆香，最后淋一点白酒。

尿酸高者、痛风患者、多囊卵巢患者不宜吃菌菇类。

甲状腺功能减退者不宜吃西蓝花等十字花科蔬菜。

Choosing
the right
food

COOK
BOOK

升级餐

在白米饭上玩出新花样

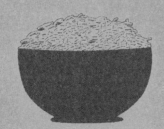

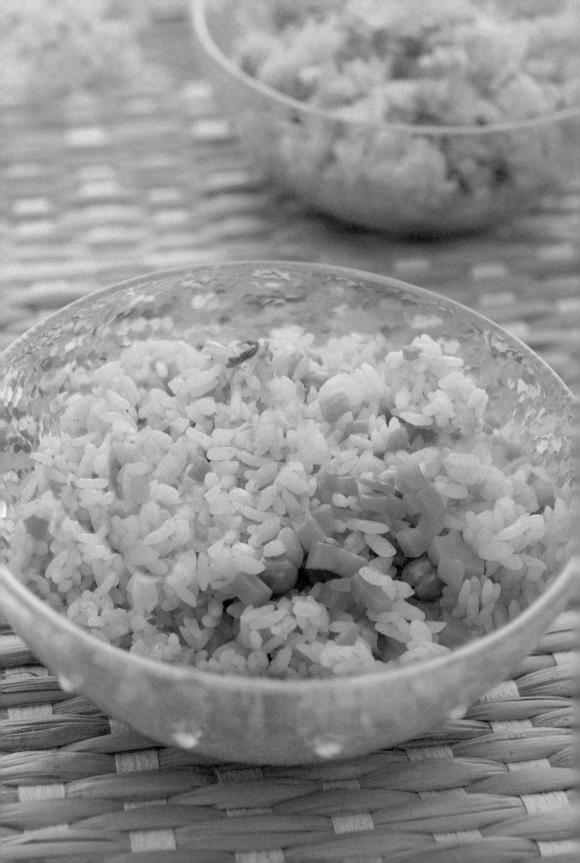

姜黄饭

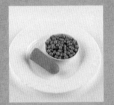
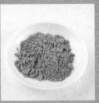

材料　调料

豌豆 1 小碟　姜黄粉 1 小碟

胡萝卜半根

白米量米杯 1 杯

做法

1. 白米洗净，加入 1 ~ 2 匙姜黄粉，可视加入后的米汤颜色来决定需不需要多加一点。

2. 胡萝卜切丁与豌豆先用锅蒸熟。

3. 将蒸熟的蔬菜料拌到姜黄饭中即可。

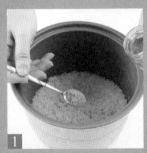
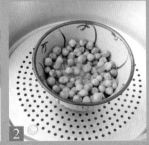
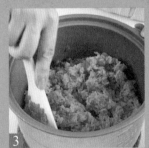

 小贴士 正在服用高血压药和抗凝血药者、经血量多者、容易痔疮出血者、肝脏功能异常者不宜吃姜黄。

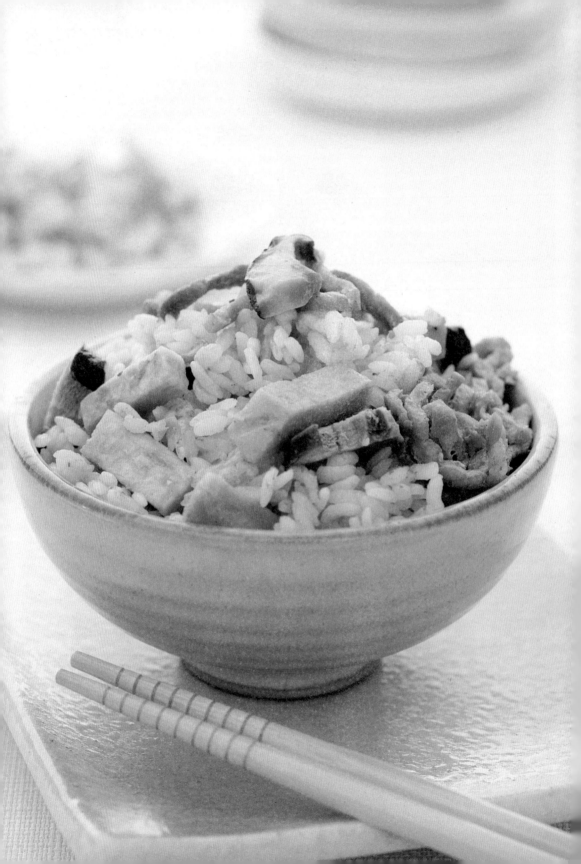

香菇芋头肉丝饭

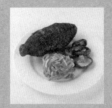
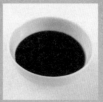

材料　调料

干香菇 3 朵　姜汁酱油

芋头半颗

肉丝约 1 个拳头大小或 75 克

白米量米杯 1 杯

做法

1. 肉丝先用姜汁酱油腌 10 ~ 15 分钟；香菇泡发，切去蒂头；香菇、芋头切丝。

2. 锅中放入 1 杯生米，洗净后依序加入芋头、香菇与肉丝。加水（和平时电饭锅煮米饭的水量一样），接通电饭煲电源。

3. 再加一点橄榄油，按下煮饭键，待煮好后拌匀即可。

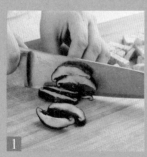
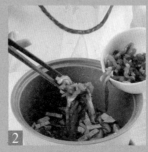
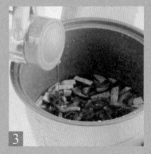

小贴士 尿酸高者、痛风患者、多囊卵巢患者不宜吃菌菇类。

皮肤过敏者不宜吃芋头。

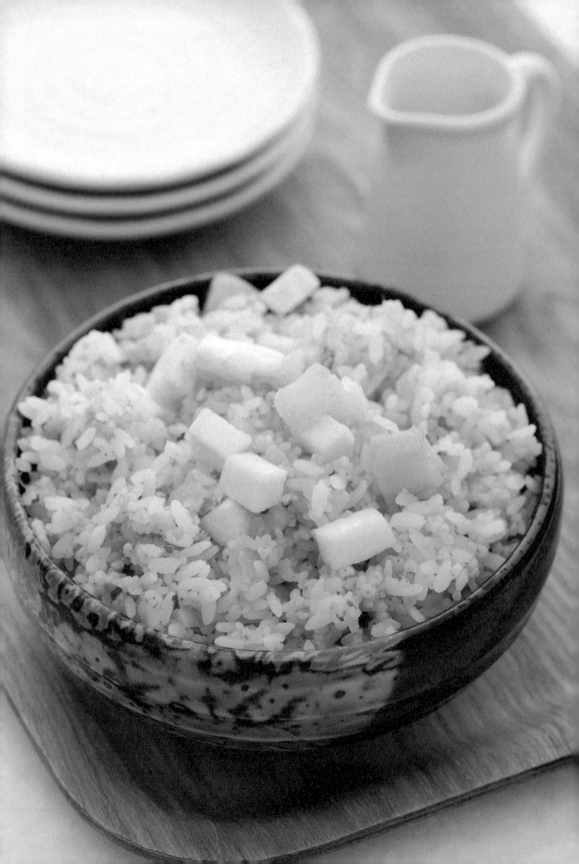

红薯茭白小米饭

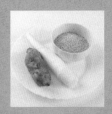 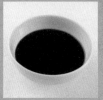

材料　**调料**

红薯（小）1个　姜汁酱油

茭白 2 支

小米量米杯 1 杯

白米量米杯 1 杯

做法

1. 红薯、茭白洗净切小块；小米洗净，泡水 2 ～ 4 小时。

2. 锅中放入 1 杯生白米，洗净后依序将小米、红薯、茭白放入锅内，煮熟拌匀即可。

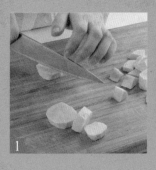 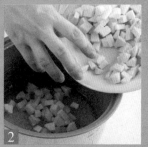

邱老师小叮咛

有胀气的人须将红薯替换掉，若无皮肤过敏，可用南瓜代替。

茭白相对较寒，建议只在午餐食用。

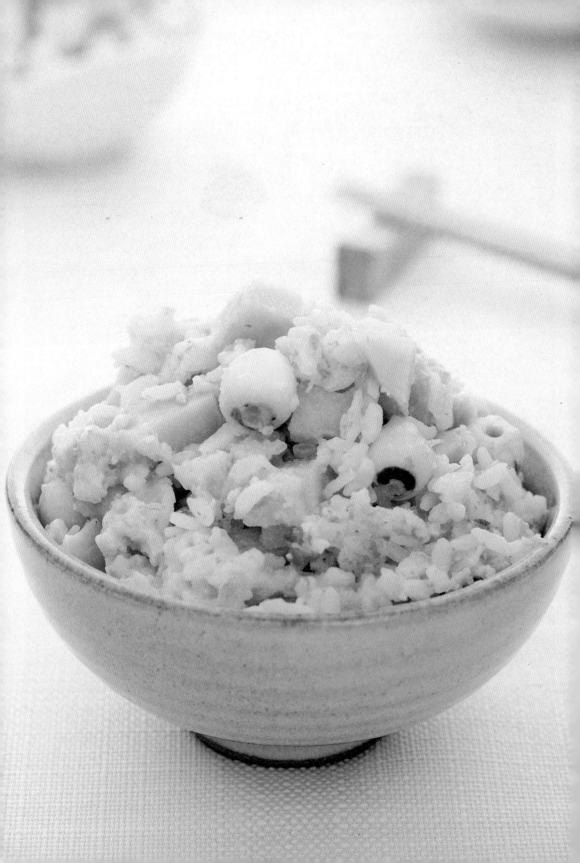

莲藕莲子燕麦饭

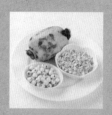

材料

莲藕半截

莲子（去心）1 杯半

大燕麦片约量米杯 1 杯

白米量米杯 1 杯

做法

1. 莲藕洗净去皮切小块，莲子洗净，白米洗净。

2. 依序加入大燕麦片、莲子与莲藕，放入电饭锅加水煮熟，盛起前搅拌均匀即可。

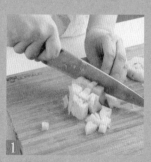
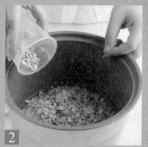

邱老师小叮咛

有皮肤过敏或胀气的人，不要加大燕麦片。

莲藕相对较寒，建议只在午餐食用。

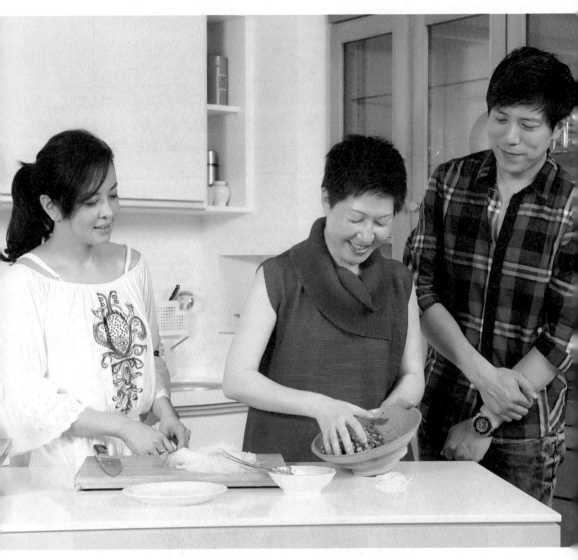

左 1 为择食实例李致娴小姐，右 1 为择食实例游士德先生。

COOK
BOOK

升级餐

懒人营养满分餐：一道料理
就能有菜有肉有主食

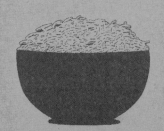

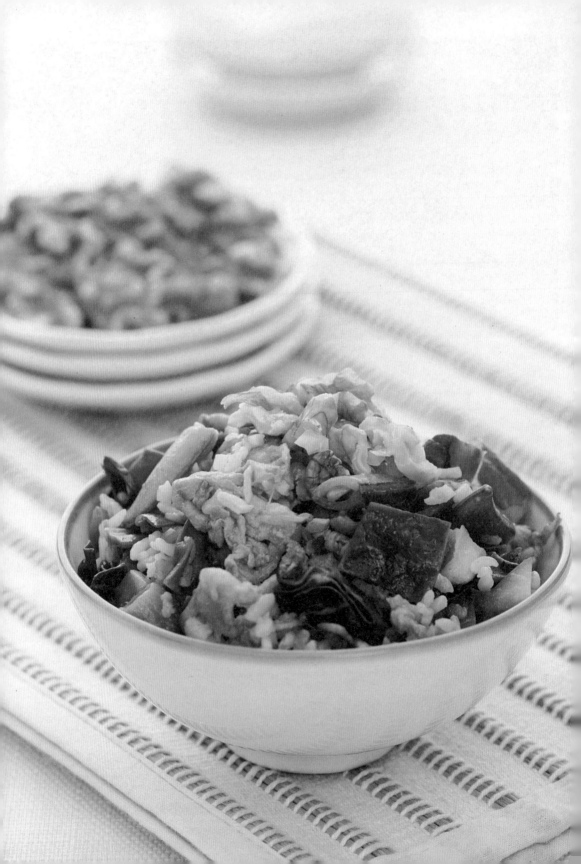

缤纷炒饭

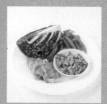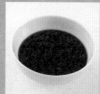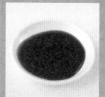

材料　调料

甜豆荚半碗、白米饭1碗　姜汁酱油

紫甘蓝（切小片）半碗　蚝油

猪肉片4~6片、新鲜核桃

做法

1. 甜豆荚烫熟切小块，紫甘蓝切小块，猪肉片用姜汁酱油腌10~15分钟。

2. 烧热平底锅，倒入些许姜汁酱油，猪肉片炒熟后盛起备用。在锅中加入甜豆荚拌炒后，再将猪肉片与米饭加入锅中。

3. 为了维持紫甘蓝的口感与风味，最后再加入紫甘蓝拌炒，马上关火。起锅后可加点捣碎的核桃粒装饰提味。

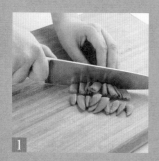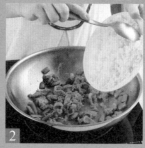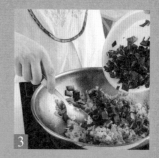

小贴士 甲状腺功能减退者不宜吃紫甘蓝等十字花科蔬菜。

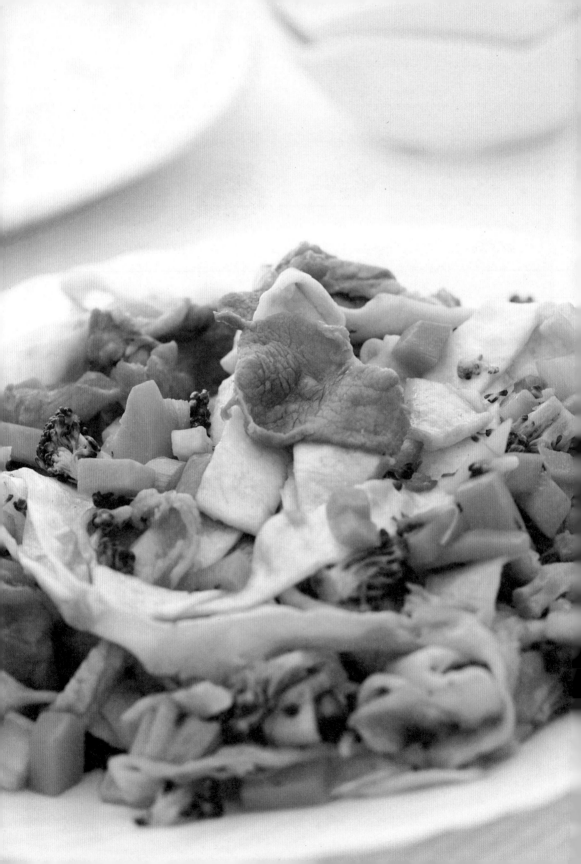

炒墨西哥饼

择食同学 Lulu Ma（马露露）提供

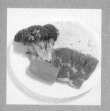

材料　调料

西蓝花 1/4 朵　姜汁酱油

胡萝卜（切丝）半碗

羊（猪）肉片 4 ~ 6 片

墨西哥饼皮 1 张

做法

1. 西蓝花、胡萝卜清洗切好后余烫一下。将墨西哥饼皮剪成宽条。

2. 烧热平底锅，加入些许橄榄油，先下羊（猪）肉片炒熟，盛起备用。再将西蓝花、胡萝卜放入锅中一起拌炒。

3. 蔬菜料将熟时，再将肉片加回锅中，并以姜汁酱油调味。

4. 最后加入剪开的墨西哥饼皮拌炒即可。

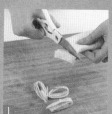
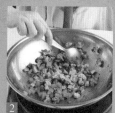
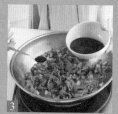
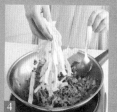

邱老师小叮咛

蔬菜料先烫过之后再下锅炒，熟得会比较快。

可用超市有售的烙饼代替，注意挑选少油且没添加芝麻等上火材料的。

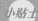 甲状腺功能减退者不宜吃西蓝花等十字花科蔬菜。

多囊卵巢患者不宜吃羊肉，睾酮过高的人少吃羊肉。

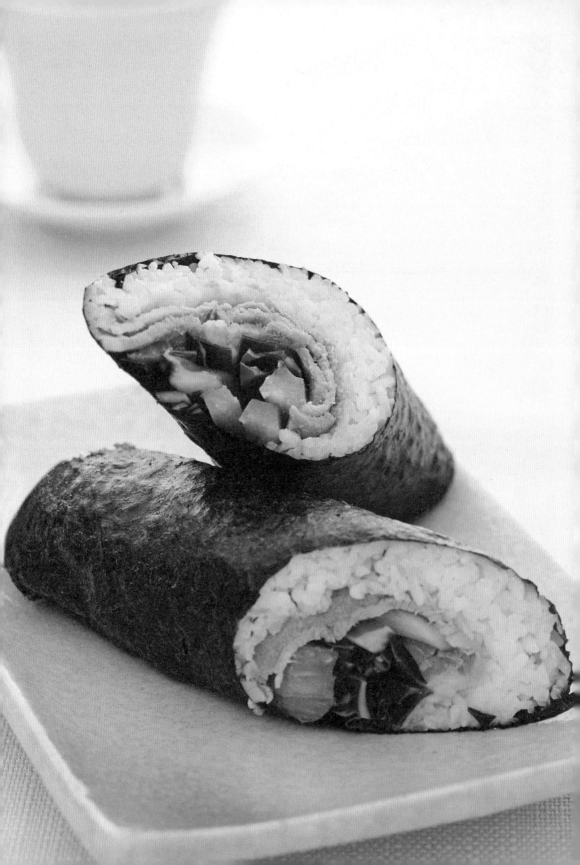

| 寿司卷 |

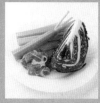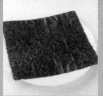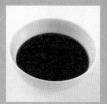

材料   **调料**

西芹（切长条）半碗   姜汁酱油

紫甘蓝（切长条）半碗

羊肉片 4 ~ 6 片

海苔 1 片

白米饭约半碗

做法

1. 羊肉片先用姜汁酱油腌 5 分钟，以锡箔纸盛装，放到烤箱烤熟后取出；将切长条的西芹和紫甘蓝混合烤出的肉汁，烤 1 分钟。

2. 取 1 片海苔，将白米饭铺上，把烤好的肉片平铺在上面，再放上蔬菜料。

3. 将海苔卷起，手指头蘸点水，将开口粘起。卷好切成长段即可。

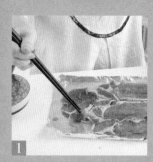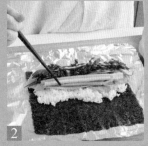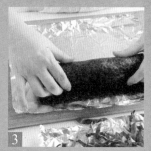

 甲状腺功能减退者不宜吃紫甘蓝等十字花科蔬菜。

多囊卵巢患者不宜吃羊肉、海苔，睾酮过高的人少吃羊肉、海苔。

西芹相对较寒，建议只在午餐食用。

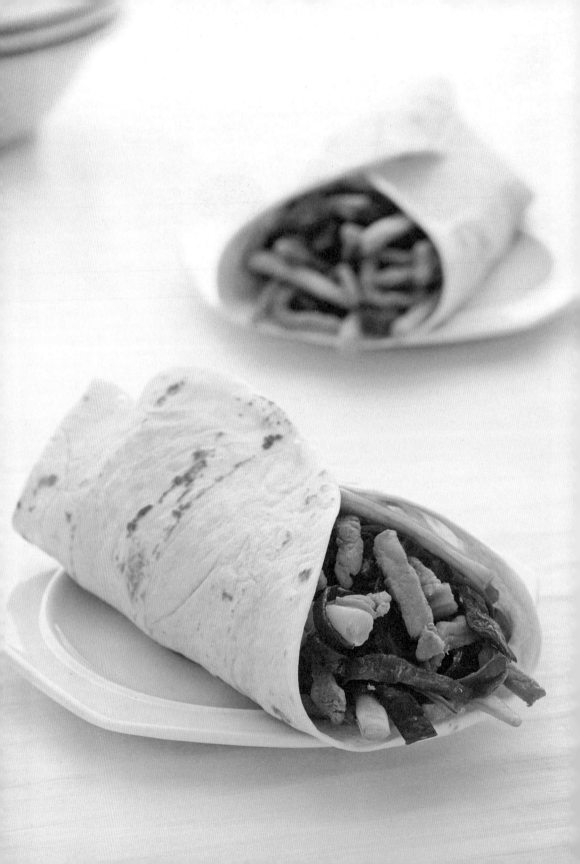

黑木耳四季豆猪肉丝卷饼

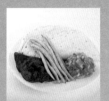

材料　调料

黑木耳（切丝）半碗　姜汁酱油

四季豆（切段）半碗

猪肉丝 1 个拳头大小或 75 克

墨西哥饼皮 1 张

做法

1. 黑木耳切丝，四季豆切段。墨西哥饼皮先烤热。将肉丝炒开盛起备用。

2. 将黑木耳与四季豆放入锅中拌炒，加点水与盐调味，再将肉丝加回锅中一同拌炒。

3. 所有食材拌炒完成，放在墨西哥饼皮上，先将下方饼皮往上折，再将左右两边饼皮折起，用牙签固定即可。

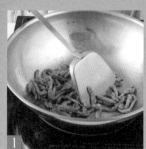
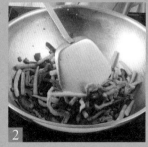
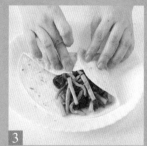

小贴士 过敏性鼻炎患者不宜吃四季豆。

尿酸高者、痛风患者、多囊卵巢患者不宜吃菌菇类。

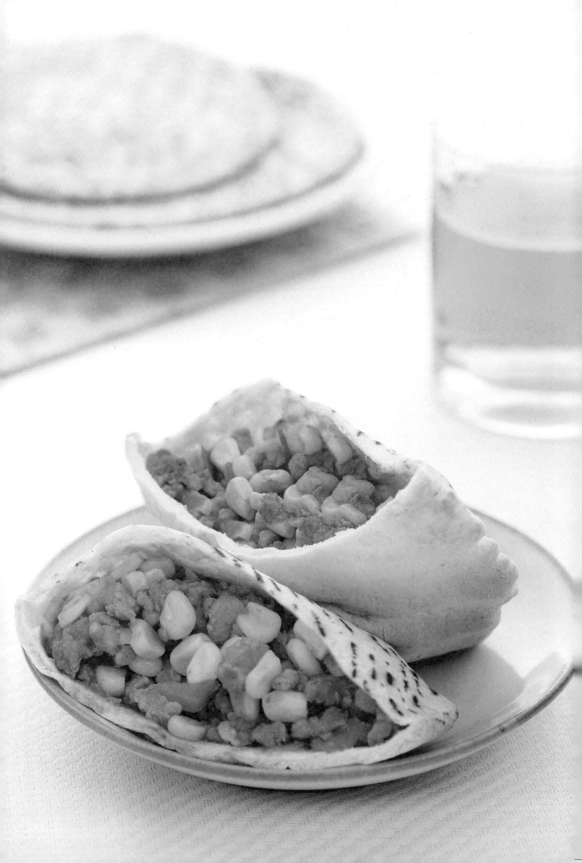

西红柿玉米绞肉口袋饼

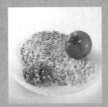 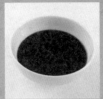

材料　调料

西红柿（切块）半碗　姜汁酱油

新鲜玉米粒半碗

皮塔饼 1 片

绞肉约 1 个拳头大小或 75 克

做法

1. 西红柿切块，剥下玉米粒（也可用罐头玉米粒替代）。将皮塔饼烤热对切，整理出可以盛装食材的口袋。

2. 先烧热平底锅，将绞肉炒开，再放入蔬菜料一同拌炒，加点姜汁酱油调味。

3. 所有材料都炒熟后，即可装入皮塔饼中食用。

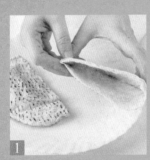 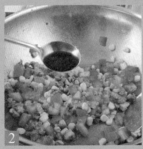 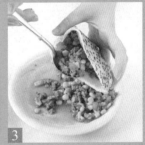

邱老师小叮咛

肝脏功能不佳以及皮肤过敏的人不宜吃玉米，皮肤过敏的人也不宜吃西红柿。

买不到皮塔饼时，可以用肉夹馍的白馍替代。

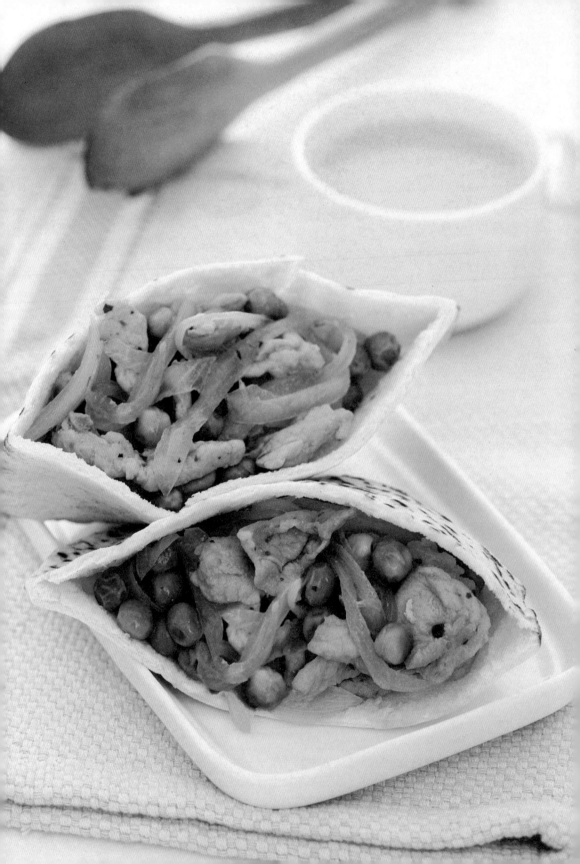

猪肉洋葱豌豆口袋饼

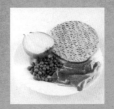

材料	调料
洋葱 1/4 颗	西式香料
豌豆半碗	白酒
猪肉片 4 ~ 6 片	
皮塔饼 1 片	

做法

1. 洋葱切丁或切丝，将皮塔饼烤热对切，整理出可以盛装食材的口袋。

2. 平底锅烧热，加入些许橄榄油，先炒熟猪肉片，盛起备用。

3. 爆香洋葱，洋葱炒软后，再加入豌豆与猪肉片拌炒。

4. 加入西式香料、盐调味，起锅前再加入一点点白酒提味。将炒好的菜肉料装
   进皮塔饼内即可。

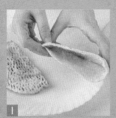
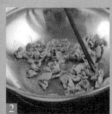
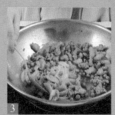
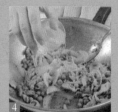

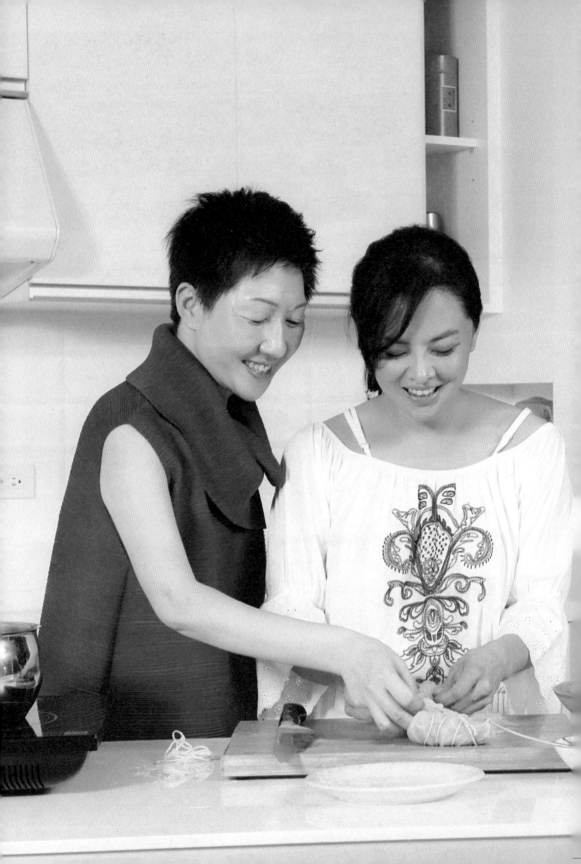

COOK
BOOK

升级餐

家常菜的择食养生版，
炒、烤、凉拌都简单

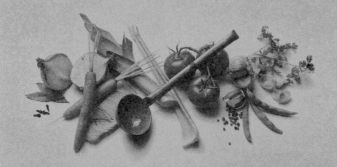

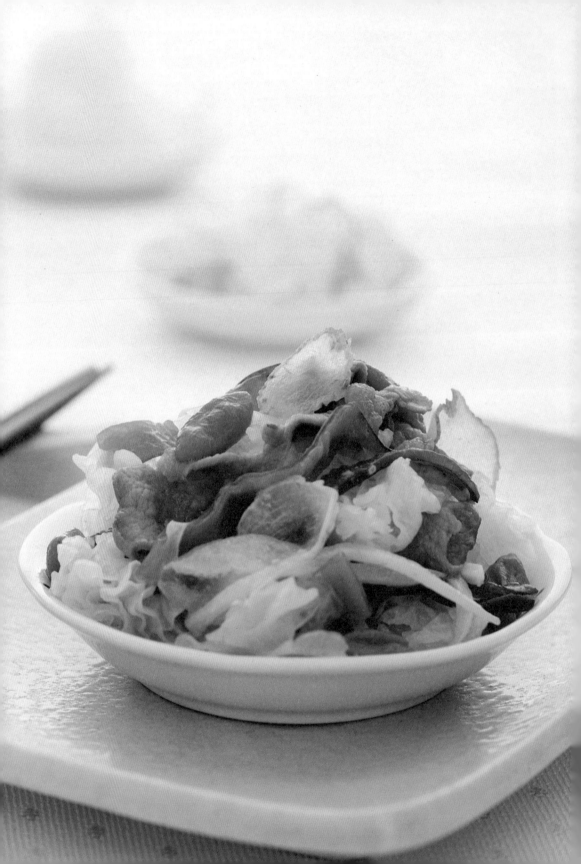

黑白木耳炒肉片

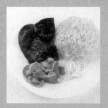

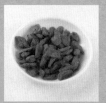
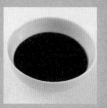

材料	**中药材**	**调料**
黑木耳（切丝）半碗	天麻 7 克	西式香料
银耳（泡发）半碗	枸杞 7 克	白酒
羊（猪）肉片 4 ~ 6 片		
嫩姜丝少许		

做法

1. 银耳泡发，天麻洗净泡 20 分钟，枸杞洗净泡 10 分钟，羊（猪）肉片用姜汁酱油腌 15 分钟，黑木耳、嫩姜洗净切丝。

2. 烧热锅子，先炒熟肉片，盛起备用。接着以中火爆香姜丝。

3. 依序加入黑木耳、天麻、枸杞和已经炒熟的肉片。

4. 最后再加泡发的银耳与少许水，拌炒均匀即可。

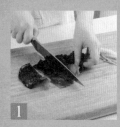
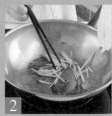
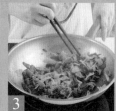
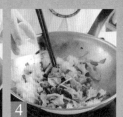

邱老师小叮咛

银耳要是一次没有用完，放在冰箱冷藏即可，不过记得趁新鲜快点吃掉哟！

尿酸高者、痛风患者、多囊卵巢患者不宜吃菌菇类。

多囊卵巢患者不宜吃羊肉，睾酮过高的人少吃羊肉。

感冒期间、怀孕期间、经血量大者经期不宜吃这道菜。

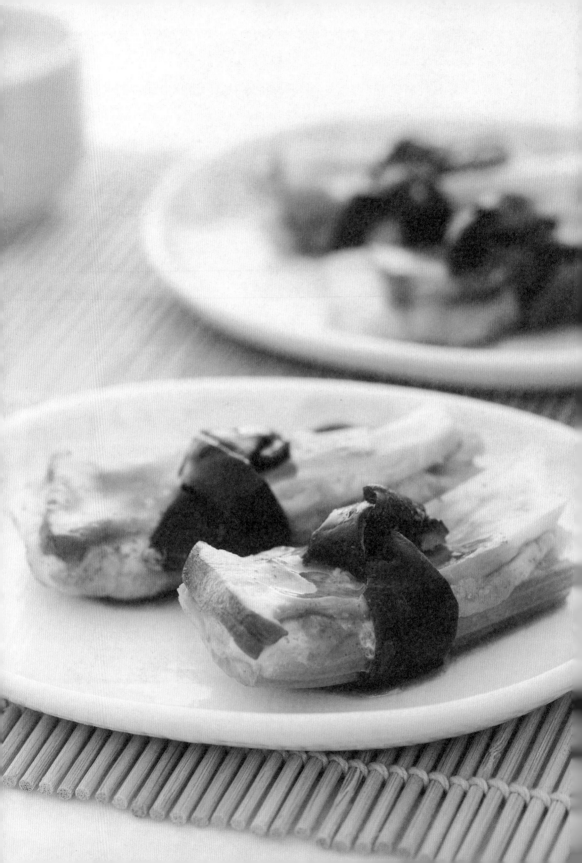

肉片彩蔬结

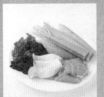

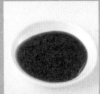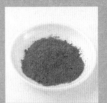

材料	调料
西芹半根	蚝油
杏鲍菇 1 支	甜椒粉

黑木耳 1 片（尽量挑大片的）

猪肉片 4 ~ 6 片

做法

1. 西芹切薄片，约0.2厘米，杏鲍菇切薄片，黑木耳切长条，所有蔬菜先烫好备用。

2. 将西芹、肉片、杏鲍菇依序堆好，再用黑木耳绑起来。

3. 淋上蚝油，撒上甜椒粉，用锡箔纸将打好结的蔬菜与肉片包裹起来，放入 150 摄氏度烤箱烤 10 ~ 15 分钟即可。

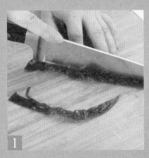
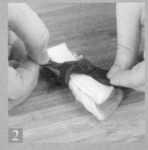
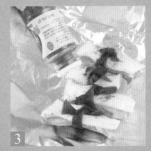

 尿酸高患者、痛风患者、多囊卵巢患者不宜吃菌菇类。

西芹相对较寒，建议只在午餐食用。

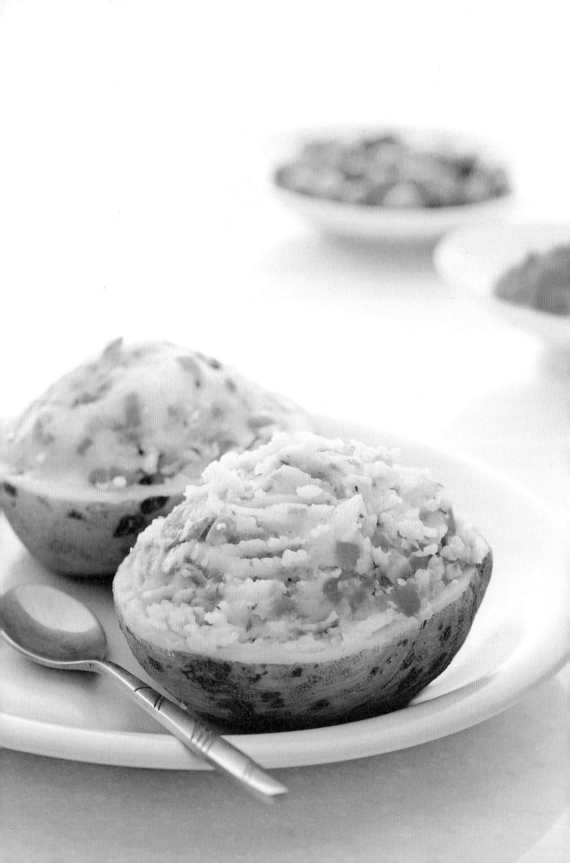

烤马铃薯

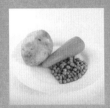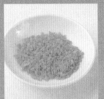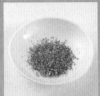

材料　调料

马铃薯（选圆形的）1 颗　橙皮

胡萝卜 1/3 碗　西式香料

豌豆 1/3 碗　盐少许

做法

1. 马铃薯洗净，对半切开，放入锅中蒸熟。

2. 马铃薯放凉后，用汤匙挖出瓤，让边缘留下约 0.5 厘米的厚度，使马铃薯变成一个容器；把挖出来的瓤压成泥，加点西式香料、盐、橙皮拌匀，放在碗里备用。

3. 豌豆、胡萝卜烫熟或蒸熟，剁碎后和马铃薯泥搅拌均匀，可再加点橄榄油和冷开水帮助所有材料混合。

4. 将馅料填回马铃薯中，再放入烤箱中烤约 5 分钟即可。

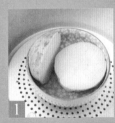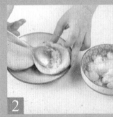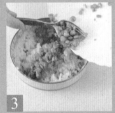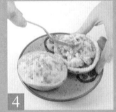

邱老师小叮咛

冬天时，这道菜适合热食上桌，夏天则可以冷藏后食用。

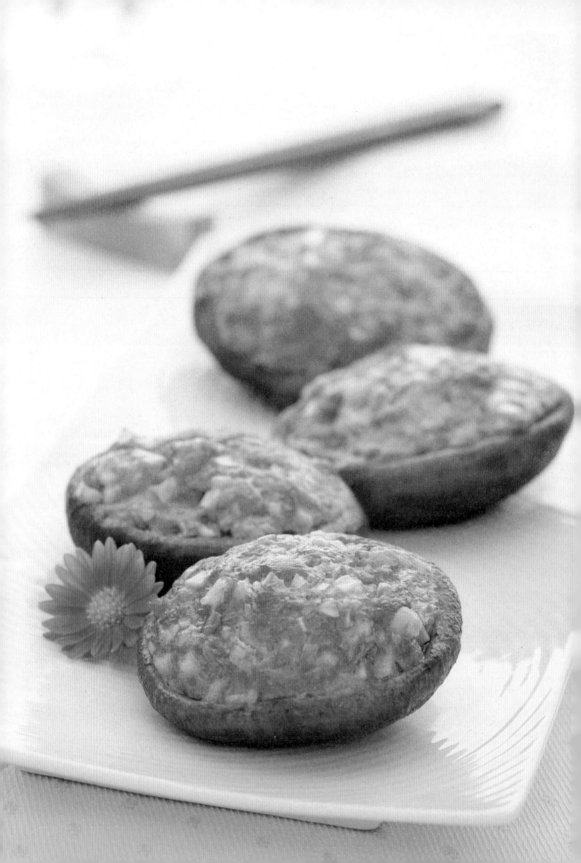

香菇绞肉塔

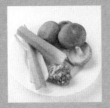 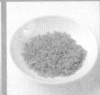

材料　调料

大朵的新鲜香菇 3 ~ 4 朵　姜汁酱油

绞肉约 1 个拳头大小　橙皮

西芹半根

做法

1. 绞肉用姜汁酱油腌过，大朵新鲜香菇去蒂，西芹切末。

2. 腌好的绞肉，在锅中来回摔上十几次后，加入西芹末与橙皮，再摔几下，让产生黏性的绞肉与蔬菜料混合。

3. 将肉馅回填至新鲜香菇中，放入烤箱中烤 15 分钟即可。

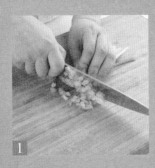 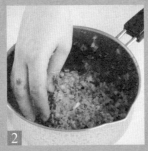 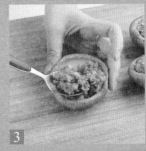

 尿酸高者、痛风患者、多囊卵巢患者不宜吃菌菇类。

西芹相对较寒，建议只在午餐食用。

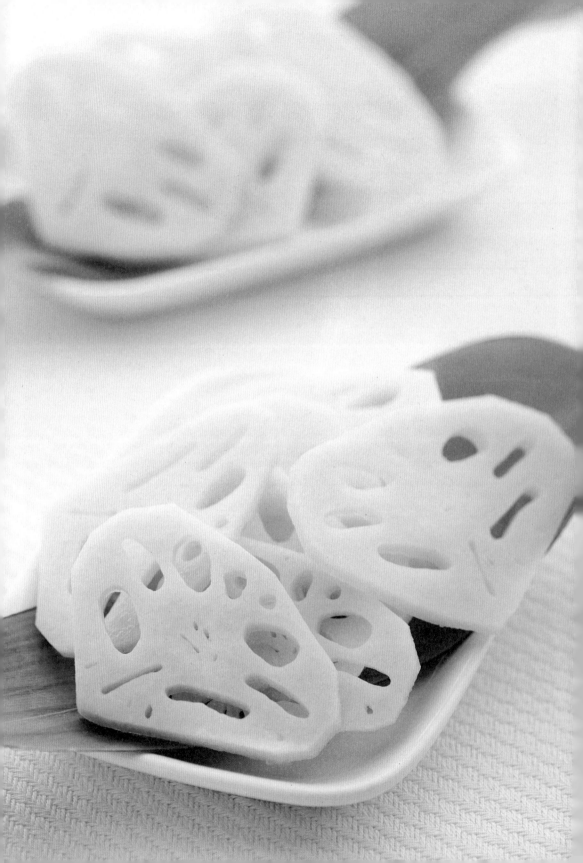

夏日凉拌莲藕

择食同学王逸安提供

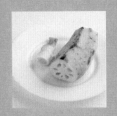

材料	调料
莲藕 1 截	白醋
嫩姜少许	糖
	盐

做法

1. 莲藕洗净削皮切薄片。

2. 将莲藕放入锅中汆烫，滚水中加入盐、白醋。汆烫过后，立刻以冷开水过水，创造爽脆的口感。

3. 放入大碗，加入嫩姜、糖、白醋、盐一起抓匀即可。

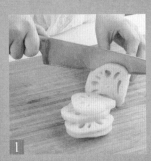
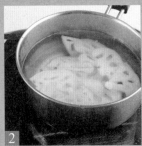
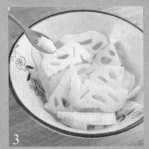

邱老师小叮咛

想要颜色亮丽一点，可再加点胡萝卜丝作为装饰。

莲藕相对较寒，建议只在午餐食用。

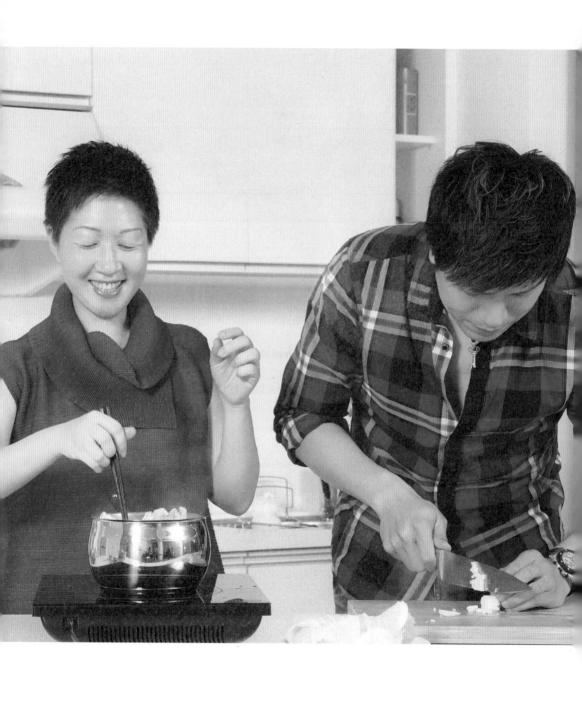

COOK
BOOK

升级餐

容易制作的高颜值择食菜

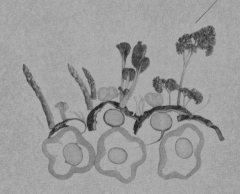

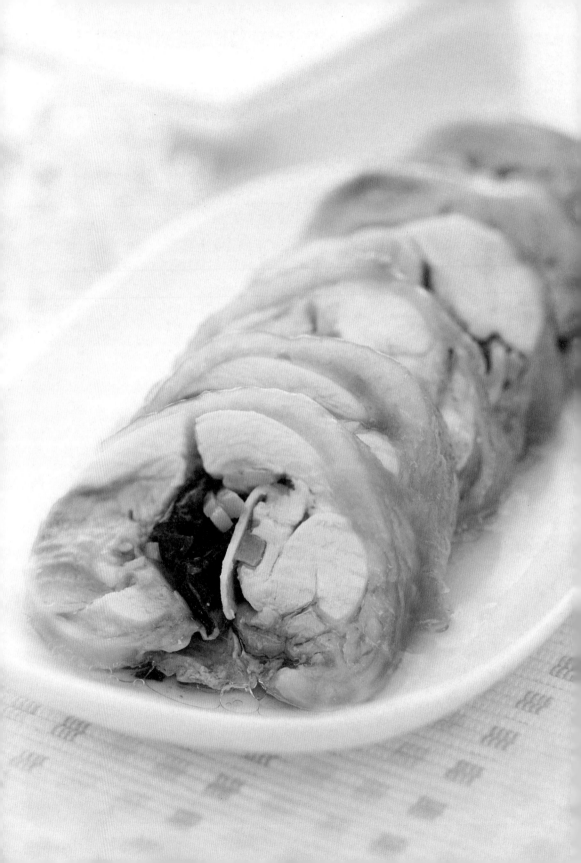

西洋参醉鸡卷

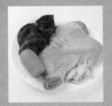
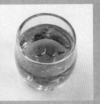

材料   **调料**

去骨鸡腿肉 1 块   黄酒

胡萝卜（切丝）1/3 碗

黑木耳（切丝）1/3 碗

西洋参 7 ~ 10 片

枸杞适量

做法

1. 先用肉锤将去骨鸡腿肉敲扁敲平，至原本的 2 倍大。

2. 找一个容器，将鸡腿肉与洗净的西洋参、枸杞放入其中，倒入黄酒，浸过所有材料，放入冰箱腌泡一天一夜。

3. 胡萝卜、黑木耳洗净后皆切丝。

4. 取一张锡箔纸摊开，取出浸泡过的鸡腿肉，放入所有的蔬菜料，再将西洋参和枸杞一起捞起放在鸡腿肉上。

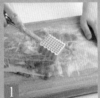
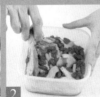

5. 将鸡腿肉卷起后，再用锡箔纸包卷起来，呈糖果状，放进电饭锅蒸 10 ~ 15 分钟。

6. 蒸好后焖 15 分钟再取出，室温下冷却后，即可切片盛盘。

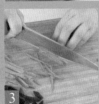
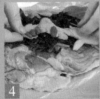
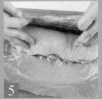
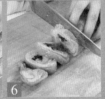

小贴士 鸡肉可偶尔吃，但身体有伤口时，以及身体有炎症比如说胃在发炎、肠道在发炎、肾脏在发炎时不宜吃。上火时也不宜吃。尿酸高者、痛风患者、多囊卵巢患者不宜吃菌菇类。怀孕期间的人不放西洋参。

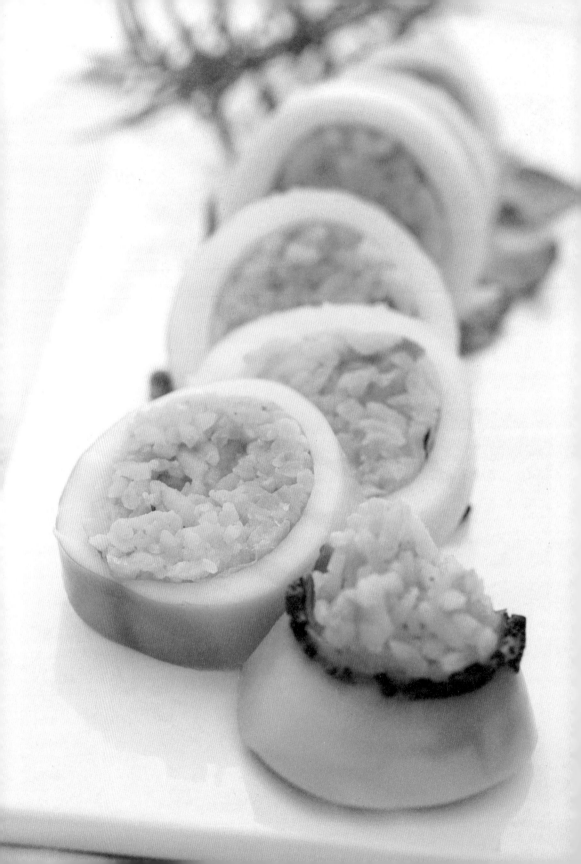

鱿鱼黄金镶饭

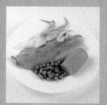
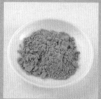

材料　调料

成年鱿鱼 1 条　姜黄粉

豌豆 1/3 碗　西式香料

胡萝卜（切小块）1/3 碗　白酒

做法

1. 鱿鱼清洗后，先用叉子戳洞，用一点姜汁、盐、白酒和西式香料腌一个晚上。

2. 将姜黄粉加入洗好的米中，放入电饭锅蒸。

3. 豌豆和胡萝卜洗净后，胡萝卜切丁，先用滚水烫熟或用电饭锅蒸熟，加入煮好的姜黄饭中，再加入橄榄油拌一拌。

4. 拌匀后塞入鱿鱼内，塞满后再放入电饭锅，蒸熟即可。

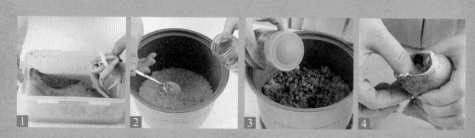

小贴士 多囊卵巢患者不宜吃鱿鱼。

正在服用高血压药和抗凝血药者、经血量多者、容易痔疮出血者、肝脏功能异常者不宜吃姜黄。

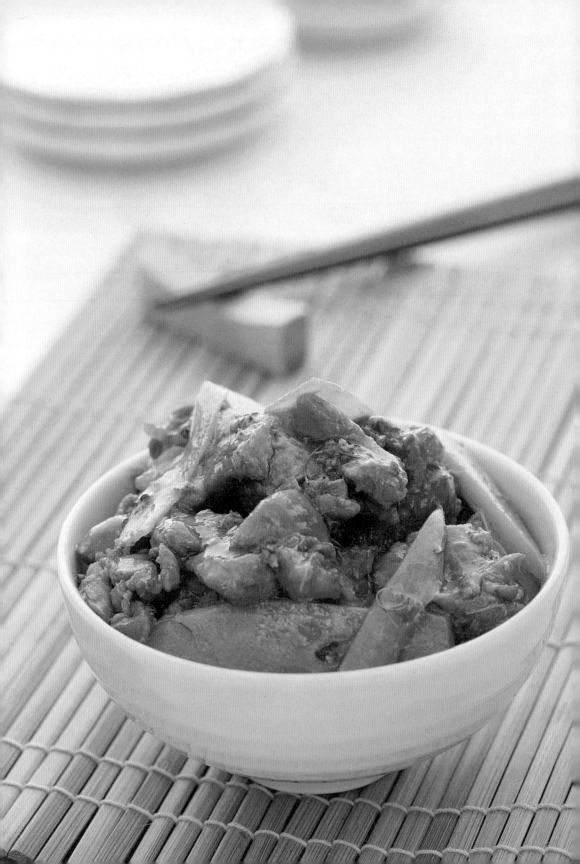

桂花酱烧鸡腿肉

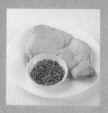   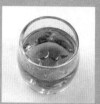

材料	调料
桂花 1 小碟	姜汁酱油
去骨鸡腿肉 1 块	蚝油
去皮姜片少许	黄酒

做法

1. 将去骨鸡腿肉拍扁，切小块，用姜汁酱油腌 2～3 小时。

2. 桂花先用热开水烫一次。再冲点热开水，将桂花的香味焖出来。用焖桂花的水调蚝油，再加点黄酒，调成桂花蚝油酱。

3. 烧热平底锅，爆香姜片，放入鸡块拌炒，炒至鸡块半熟，加点水盖上锅盖焖一下。

4. 再放入调好的桂花蚝油酱，入锅烧煮，煮至汤汁收干即可盛盘。

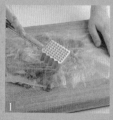 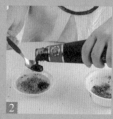 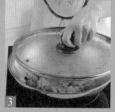 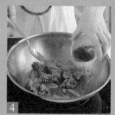

邱老师小叮咛

有三高问题的人，请把鸡皮去掉再料理。

鸡肉可偶尔吃，但身体有伤口，以及身体有炎症比如说胃在发炎、肠道在发炎、肾脏在发炎时不宜吃。上火时也不宜吃。

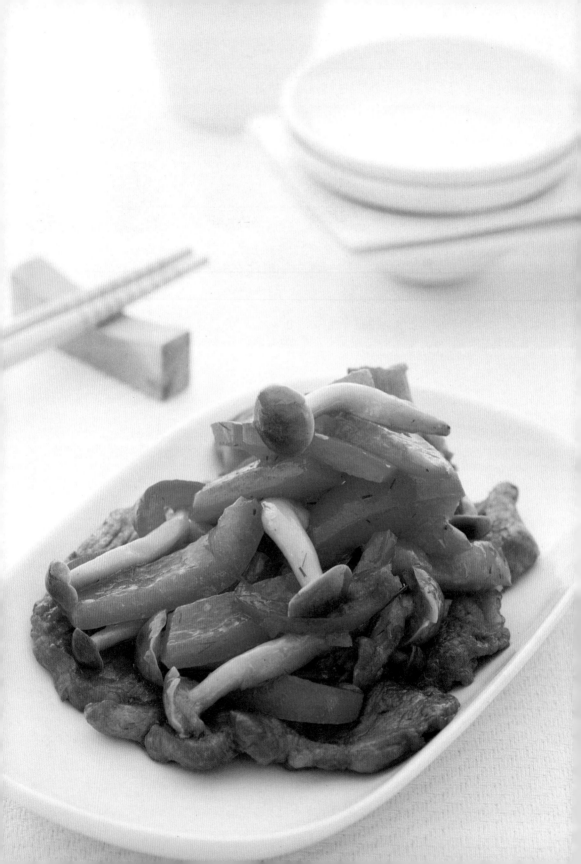

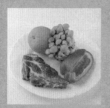

材料	调料
梅花猪排 1 块	姜汁酱油
红椒（切块）半碗	西式香料
蟹味菇半碗	蚝油
柳橙 1 个	

做法

1. 猪排肉先用肉锤敲打，用姜汁酱油腌 10 ～ 15 分钟，也可加点西式香料一起腌。

2. 削去柳橙橘色表皮，小心不要削到白色的部分，将外皮剁成末，就是橙皮。

3. 猪排肉腌好后放入平底锅以中小火煎熟，取出备用。

4. 将红椒和蟹味菇倒入锅中炒软，再加入蚝油与一点点水炒熟后，加入 1 匙橙皮与西式香料。调拌均匀后，即可淋在猪排肉上。

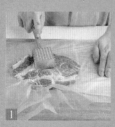 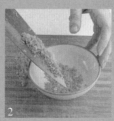 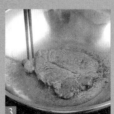 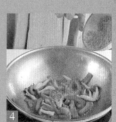

小贴士 皮肤过敏的人不宜吃红椒。

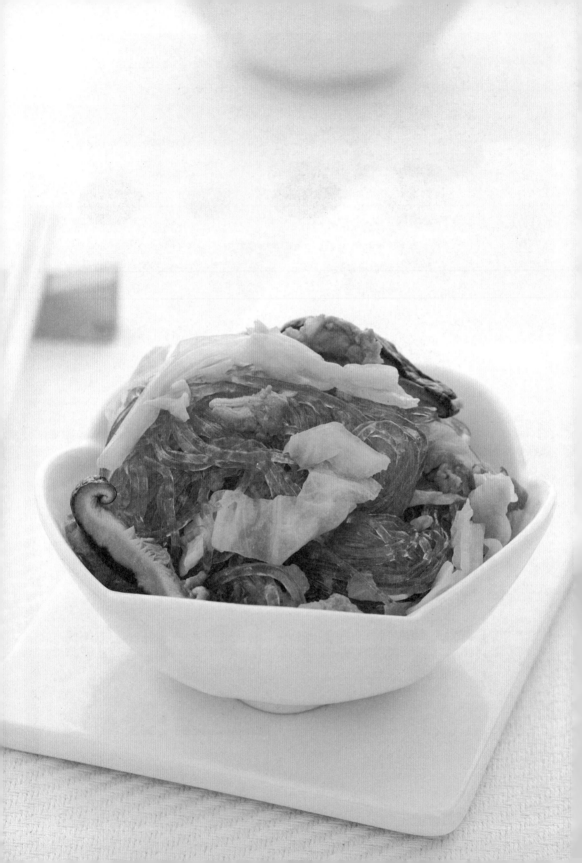

双冬春雨

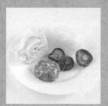
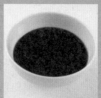

材料　**调料**

香菇 3 朵　姜汁酱油

冬粉（即粉丝）1 份

圆白菜（切丝）半碗

绞肉约 1 个拳头大小或 75 克

做法

1. 圆白菜切丝、香菇切丝。绞肉用姜汁酱油腌 10～15 分钟。冬粉先烫好备用。

2. 烧热平底锅，加入些许橄榄油，先将绞肉炒开，盛起备用。

3. 将香菇丝放入锅中爆香，再加入圆白菜丝拌炒，加入姜汁酱油调味。可加点水帮助所有材料味道完美混合。

4. 加入绞肉与烫熟的冬粉，再一起拌炒直到汤汁收干即可。

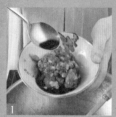
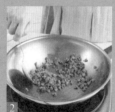
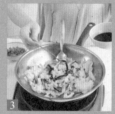
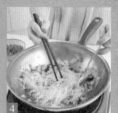

邱老师小叮咛

如果你喜欢橙皮的味道，也可以在这道菜中加入一些哟！

皮肤过敏的人不宜食用玉米淀粉粉丝。

甲状腺功能减退者不宜吃圆白菜等十字花科蔬菜。

尿酸高者、痛风患者、多囊卵巢患者不宜吃菌菇类。

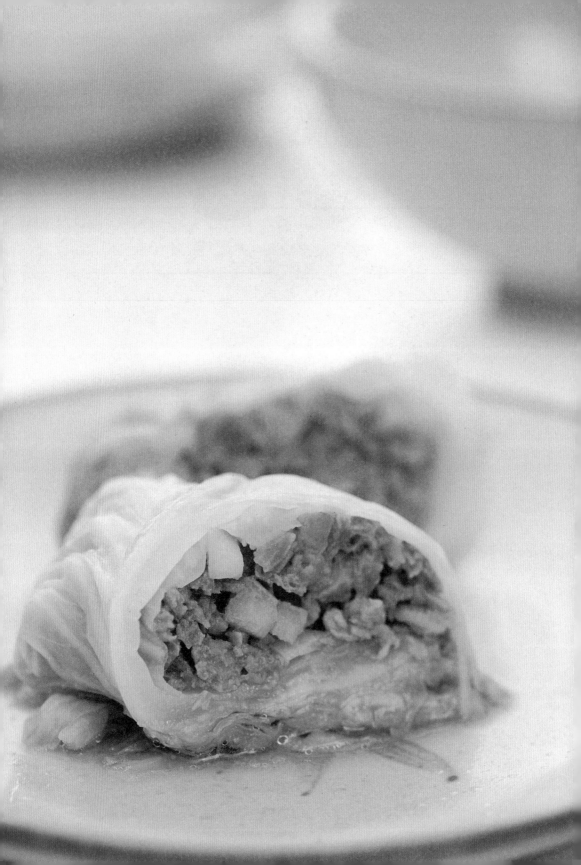

荸荠圆白菜肉卷

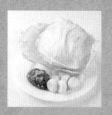

材料　**调料**

圆白菜叶数片　姜汁酱油

荸荠（去皮）4 颗

绞肉约 1 个拳头大小

粗棉线

做法

1. 荸荠切碎，加入绞肉中摔打，用姜汁酱油腌 1 个晚上。

2. 圆白菜先烫软，把硬梗的部分切薄。

3. 用 1 片或 2 片圆白菜当作外皮，将肉馅包卷在里面以粗棉线绑紧，放进电饭锅，蒸熟即可。

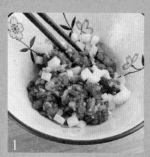 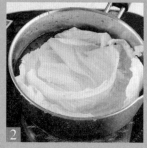 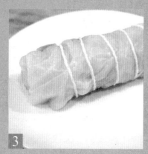

小贴士 甲状腺功能减退者不宜吃圆白菜等十字花科蔬菜。

荸荠相对较寒，建议只在午餐食用。

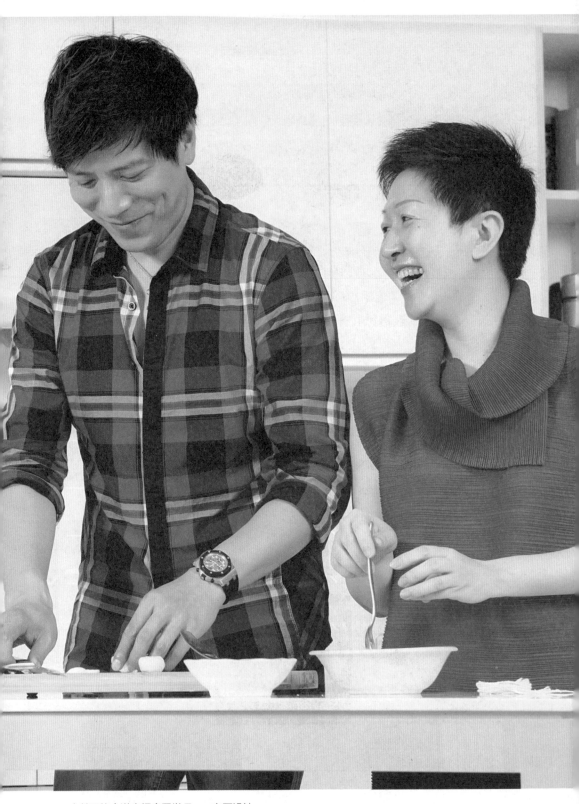

本单元的食谱由择食同学 Tony 主厨设计

COOK
BOOK

升级餐

主厨大菜，海鲜不难做

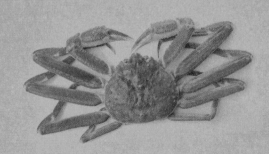

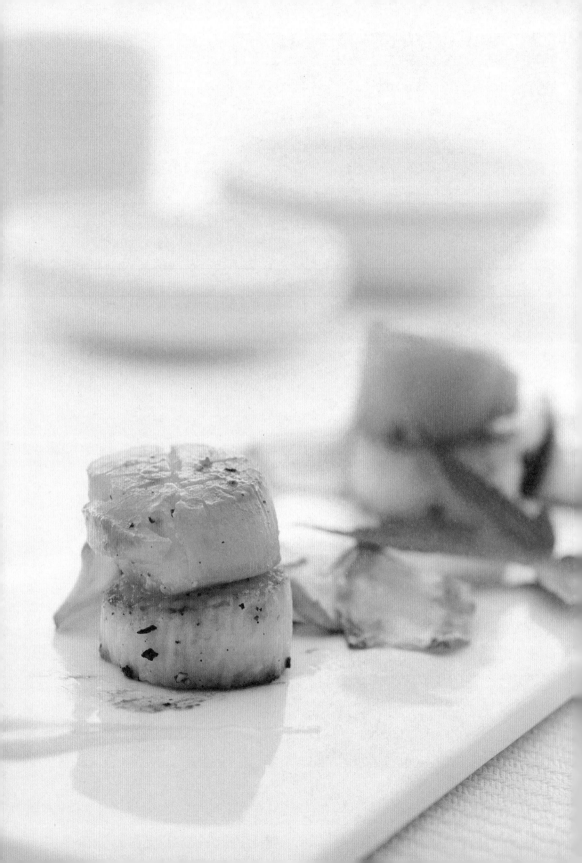

香煎干贝佐山药与黄绿西葫芦

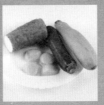
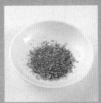

材料　调料

新鲜大干贝 4 颗　西式香料

山药 1 小段　盐

黄、绿西葫芦各 1 条

做法

1. 西葫芦洗净氽烫过，用刨刀由上往下刮成薄片，1～2 片即可。

2. 山药去皮切成和干贝差不多大小的块状。

3. 在温热的锅中放入油与盐，再放入干贝，大约 1 分钟后翻面，继续煎另外一面。

4. 干贝翻面煎时，放入山药块，煎至表面金黄。

5. 待干贝与山药皆煎至两面金黄，将西葫芦片放入锅中煎烤一下，即可将所有食材盛盘。盛盘前，在干贝和山药上撒少许西式香料。

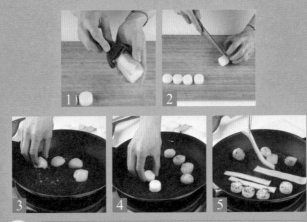

小贴士 多囊卵巢患者不宜吃干贝。

有妇科肿瘤者不宜吃山药。

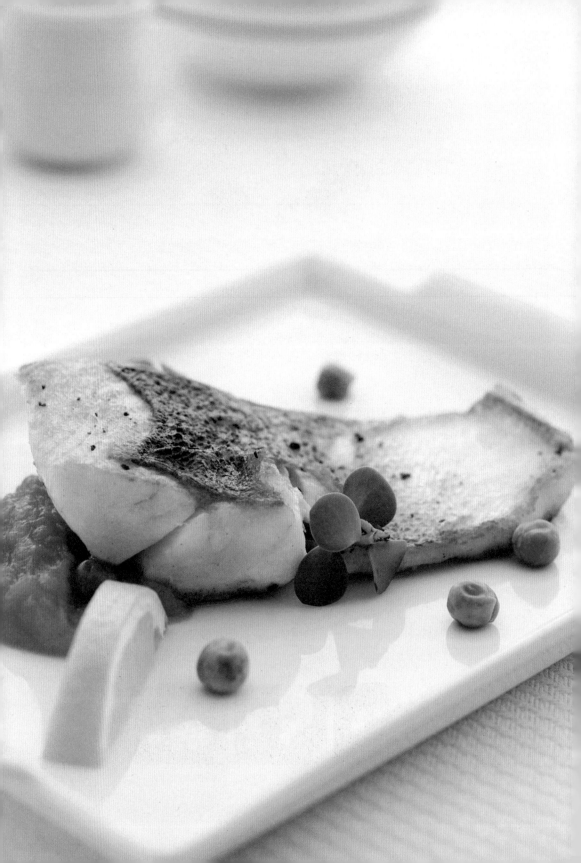

煎烤鲈鱼佐南瓜豌豆泥

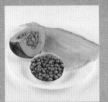 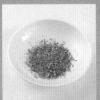

材料　调料

鲈鱼 1/4 ～ 1/2 块　西式香料

小南瓜 1/4 颗　盐少许

豌豆少许

做法

1. 豌豆汆烫；南瓜用电饭锅蒸熟，捣成泥状备用。

2. 将鲈鱼的鱼皮朝下，放入锅中，可先将鱼肉较薄的部分提起，暂不接触锅面，好让熟度均匀。

3. 鱼皮面煎至金黄后，翻面再将另一面煎熟，两面皆煎至金黄时，放入烤箱，150 摄氏度烤 10 分钟。若无烤箱，则用小火继续将鱼肉煎熟，即可盛盘。

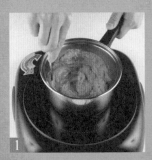 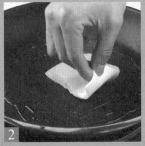 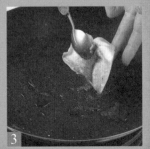

 皮肤过敏者、多囊卵巢患者不宜吃南瓜，睾酮过高的人少吃南瓜。
有妇科肿瘤者不宜吃鱼类。

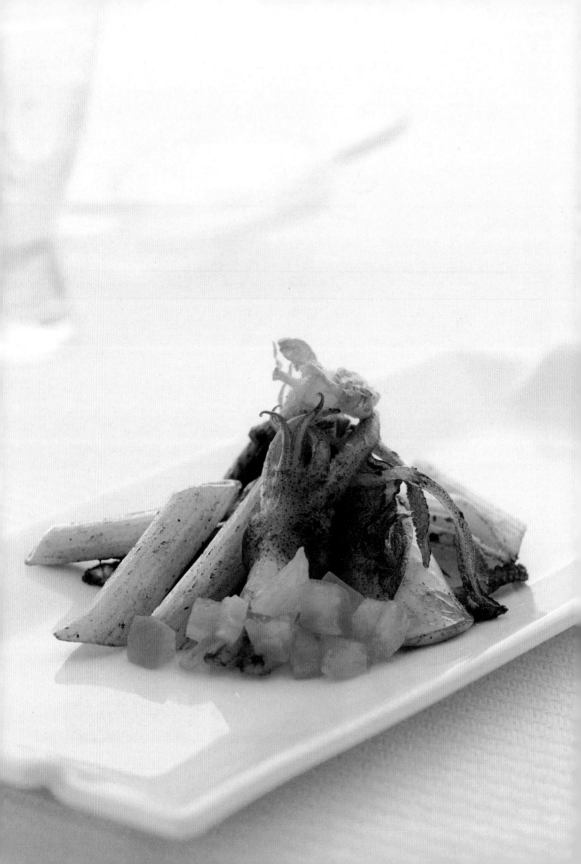

鱿鱼笔管面

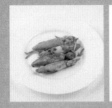 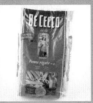 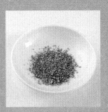

材料　调料

幼年鱿鱼 4 ~ 6 条　西式香料

笔管面约半碗　盐少量

做法

1. 鱿鱼洗净斜切两段。

2. 冷水中加入些许橄榄油与盐，煮滚后放入笔管面，5 ~ 6 分钟后，捞起备用。

3. 烧热平底锅，加入油、盐，将鱿鱼放入炒至八分熟，再加入笔管面（亦可加入些许西红柿丁）一同拌炒，起锅前加入些许西式香料调味。

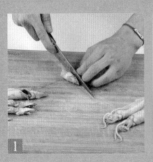 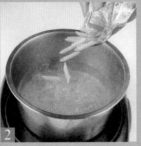 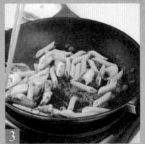

小贴士　多囊卵巢患者不宜吃鱿鱼。

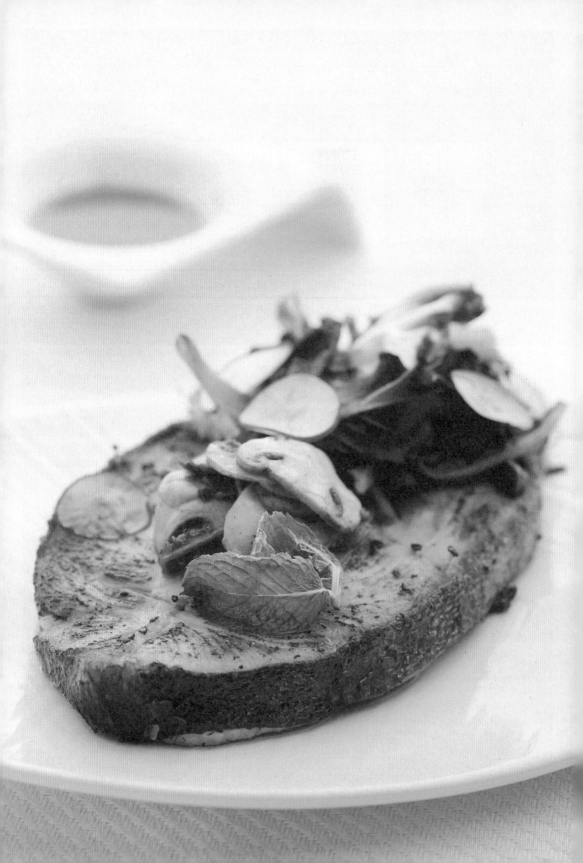

红甘鱼排佐芥子酱

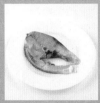 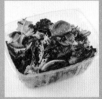

材料　调料

红甘鱼 1 块　法国芥子酱

超市盒装沙拉 1 盒

做法

1. 烧热平底锅，加入油与盐后，放入红甘鱼煎熟。煎鱼的过程中，放入盒装沙拉，在锅中拌炒一下。

2. 也可放入切片蘑菇一同拌炒，增加菜肴的色彩。等到鱼煎熟了，再将所有食材组合，淋上法国芥子酱。

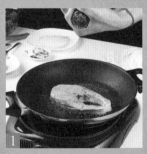 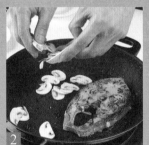

Tony 主厨小贴士

酱汁可以在超市中买到现成的，若想自己动手做清爽的酱汁，水果醋与柠檬汁也是搭配海鲜的好伙伴。

邱老师小叮咛

水果醋与柠檬汁可偶尔用作调味酱汁，不建议直接饮用哟！

有妇科肿瘤者不宜吃鱼类。

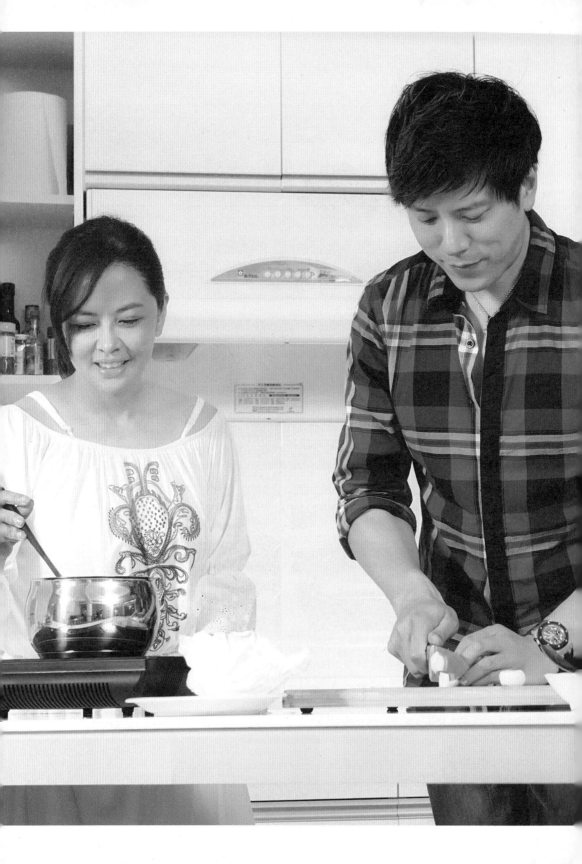

COOK
BOOK

升级餐

甜品也可以很健康

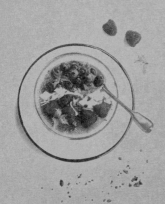

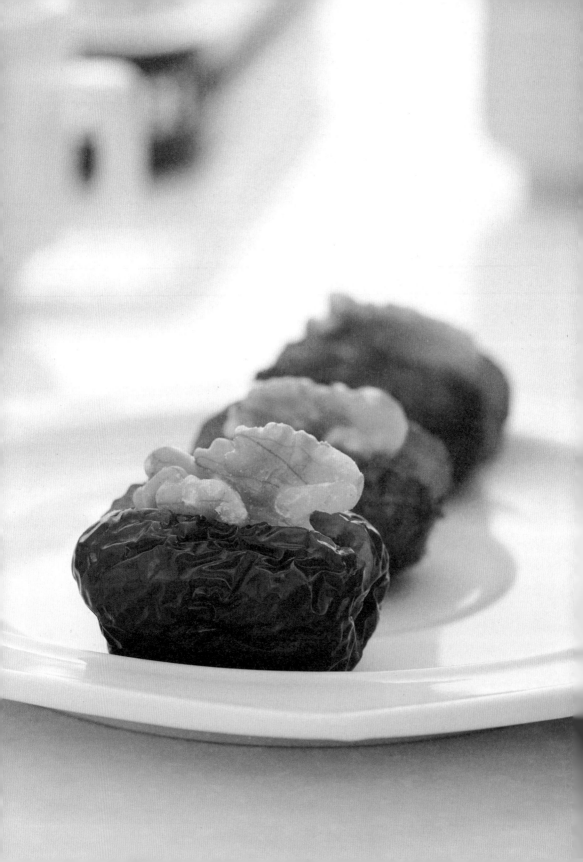

红枣核桃小零嘴

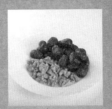

材料

红枣 10 颗

核桃 10 颗

做法

1. 红枣洗净先用热开水烫过，用剪刀剪开红枣。

2. 用刨刀尖端将红枣核挖出。

3. 再夹入 1 块新鲜核桃即完成。

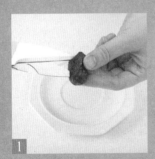
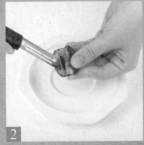
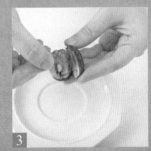

小贴士 红枣建议白天吃，正在感冒的人不宜吃。

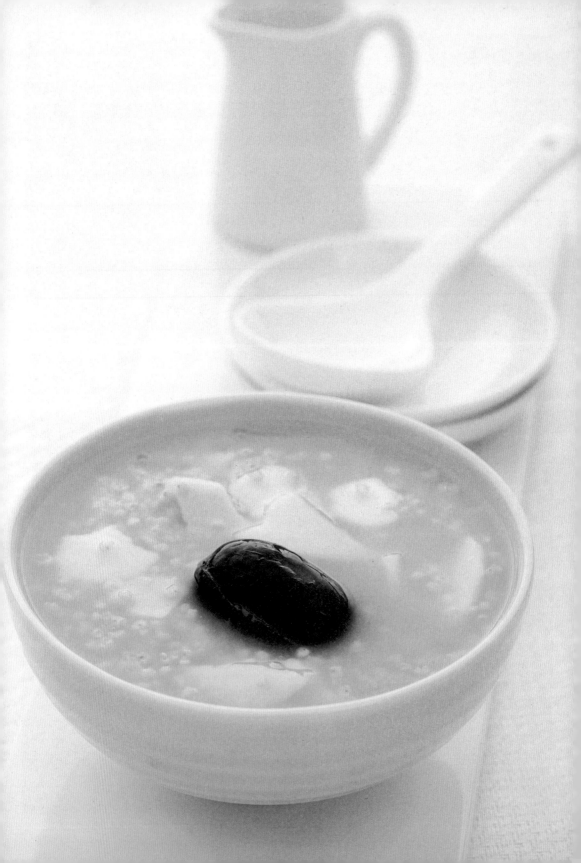

红枣茯苓小米粥

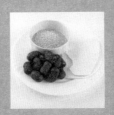

材料

红枣 10 颗

茯苓（片状或块状都可）20 克

小米量米杯 1 杯

做法

1. 红枣洗净先用热开水烫过；小米提前浸泡 2～4 小时；茯苓剪成或用手瓣成指甲盖大小，再泡 2～4 小时。

2. 将茯苓、小米与去核红枣放入锅中，熬煮至熟即可。

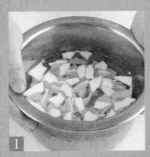
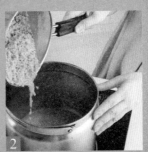

 小贴士 红枣建议白天吃，正在感冒的人不宜吃。

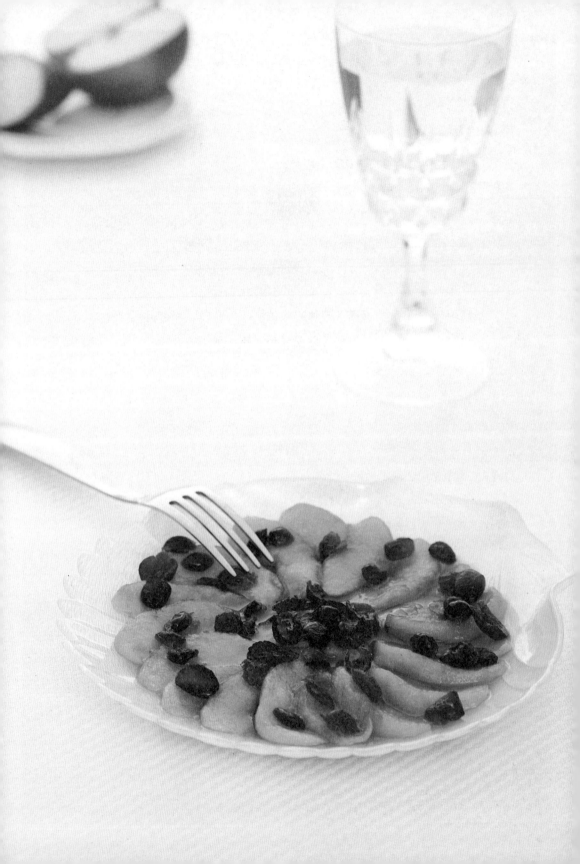

蔓越莓肉桂苹果片

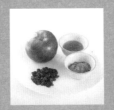

材料

蔓越莓果干少许

白兰酒地 1 小杯

苹果 1 个

肉桂粉适量

黄砂糖

做法

1. 苹果洗净，削皮切片，放入锅中，加入黄砂糖，以小火煮软，逼出果汁。

2. 苹果煮软后，撒上肉桂粉，再煮到汤汁即将收干。

3. 汤汁将收干时，加入蔓越莓果干，再加入白兰地酒煮一下即可。

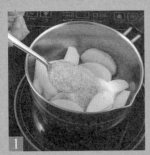 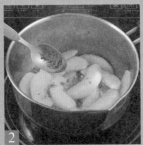 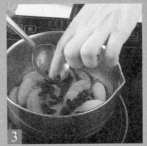

邱老师小叮咛

若要做这道甜品给小朋友吃，就不要加酒。

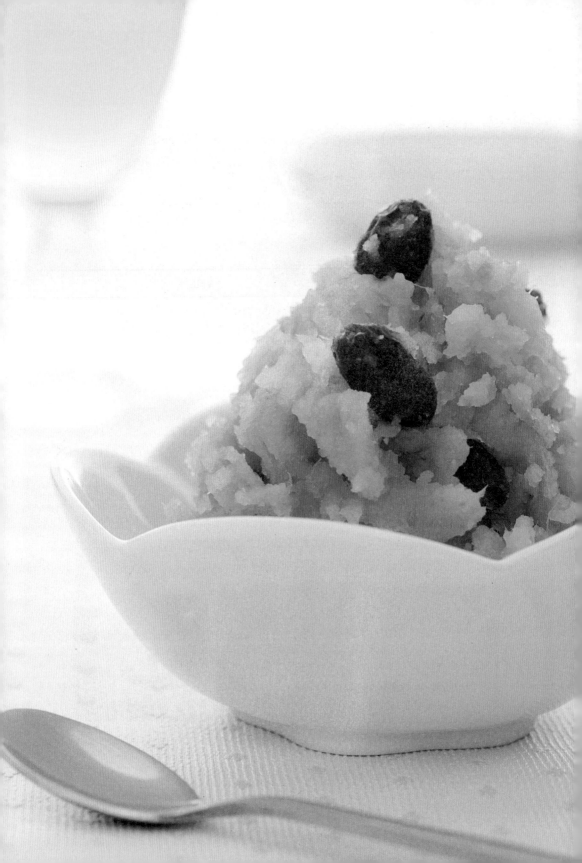

红薯朗姆酒葡萄干慕斯

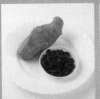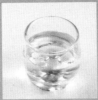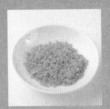

材料　调料

红薯 1 小个　橙皮

葡萄干 1 小碟

朗姆酒少许

做法

1. 葡萄干先用朗姆酒在室温下浸泡 12 小时，红薯切块蒸熟，捣成泥状。

2. 放入泡好的葡萄干与朗姆酒，再加些许橙皮一起搅拌成慕斯状。

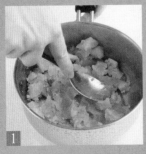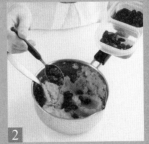

邱老师小叮咛

若要做这道甜品给小朋友吃，就不要加酒。

胃胀气的人不宜吃红薯。

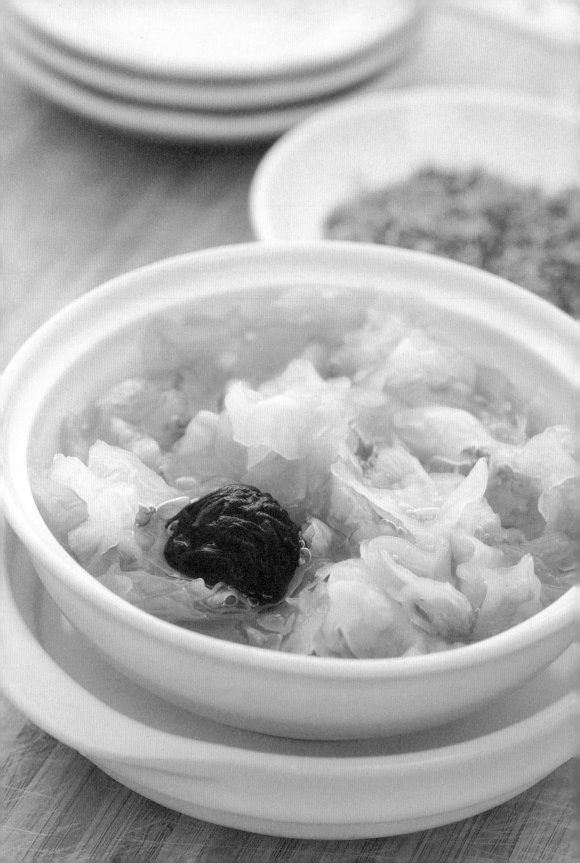

桂花乌梅银耳汤

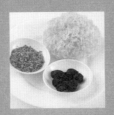

材料

桂花 1 小碟

乌梅 5 颗

银耳 1 大朵

陈皮适量

黄砂糖

做法

1. 银耳事先泡发，泡 1 ~ 2 小时，再剥成小朵；乌梅、桂花皆需事先冲洗。锅中放入冷水和银耳，煮滚。

2. 水煮滚后加入乌梅和桂花以及用中药袋装好的陈皮，加入 3 大匙黄砂糖，继续煮 20 分钟，所有材料的味道都散发出来后，盛出放凉即可。

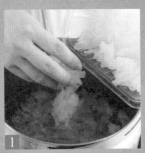 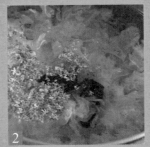

邱老师小叮咛

我喜欢在这道汤品里加上陈皮提香，如果你不喜欢，也可以舍去。另外，烹煮过程中可随时尝尝味道，不够甜可再加糖，记得煮完后先将乌梅捞起，否则会太酸哟！

择食同学自制
家常择食菜

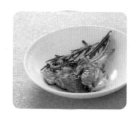

1. 香煎羊排

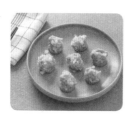

2. 山药丸子

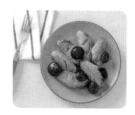

3. 香菇梅子翅中

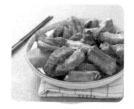

4. 南瓜蒸排骨

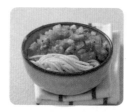

5. 西红柿肉酱意大利面

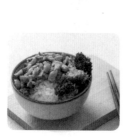

6. 香菇卤肉饭

摄影：谢瀛

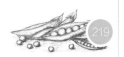

1. 香煎羊排

材料：法式羊排、意大利调料、盐、橄榄油、黄油

做法：羊排洗净擦干备用，用意大利调料、盐腌制 15 分钟。温锅加入少许橄榄油煎羊排，两面各煎 3 分钟左右（根据羊排厚度决定时间），用最小火加入黄油增香，3 分钟左右即可。

2. 山药丸子

材料：猪肉末、山药、姜汁酱油、盐、料酒、胡萝卜、马铃薯淀粉

做法：胡萝卜切片、山药切小丁备用，猪肉末加入山药丁、姜汁酱油、盐、料酒、少量马铃薯淀粉搅拌均匀。以胡萝卜片当底，上面放上捏好的山药肉丸子，放入蒸锅蒸 10 分钟即可。（蒸锅需要先开锅。）

3. 香菇梅子翅中

材料：翅中、香菇、梅子、姜汁酱油、盐

做法：香菇切块备用，将翅中用姜汁酱油腌制约 10 分钟，油锅热后加入少许油将翅中两面煎至半熟，起锅备用。用锅中的油炒香菇，有香气后加入煎好的翅中和梅子，加入一碗水、少许盐和姜汁酱油调味。中火、不盖锅盖煮约 10 分钟即可。

4. 南瓜蒸排骨

材料：排骨（肋排）、南瓜、姜汁酱油、淀粉、黄砂糖

做法：排骨切块泡去血水洗净，控干水分加入姜汁酱油、黄砂糖、淀粉，抓拌均匀后腌制 1 小时，在盘子里铺上南瓜块、放上排骨，水开后放入蒸锅蒸 15 分钟即可。

南瓜可以换成马铃薯、芋头、香菇。

5. 西红柿肉酱意大利面

材料：猪肉末、西红柿、西芹、洋葱、盐、糖、意大利面

做法：西红柿底部划十字，用开水烫一下，去皮。将西红柿、洋葱、西芹切丁备用，温锅冷油放猪肉末翻炒一会儿，加入洋葱炒出香味，加西红柿炒出汁，用盐、糖调味（可加入罗勒叶或西式调料增香），加水没过食材，放入西芹，煮开锅即得到西红柿肉酱，用来拌意大利面即可。

6. 香菇卤肉饭

材料：带皮五花肉1块、香菇、白洋葱、姜汁酱油、老抽、料酒、盐

做法：香菇和白洋葱洗净，香菇去蒂切小丁备用，白洋葱切小丁备用。

将带皮五花肉洗净，用一口深汤锅倒入足够的凉水，把五花肉放到锅里，用大火煮5分钟去血水，将煮好的五花肉切成约1厘米见方的肉丁。

炒锅里倒入一点点油，将切好的肉倒入炒锅用中小火煸炒出油，倒入白洋葱丁和香菇丁，加入适量姜汁酱油、老抽、料酒、盐调味，拌炒均匀后倒入高压锅，加水到刚好盖过食材，煮10分钟即可。

＊图文皆由择食同学蔡先生提供。

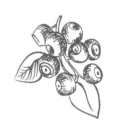

　　起床第一件事情是烧开水，然后弄我家猫小姐们的早餐。

　　猫咪吃早餐的时候，我这个铲屎官就去铲屎，等我清完猫砂，水也烧开了。这时候我做好早餐前自己要喝的温姜汁，一边喝一边把猫小姐们的餐碗洗好，装好它们的饼干。

　　接着把我早餐要吃的米饭放进电饭锅蒸，在等饭蒸好的时间里，我就煮水、烫肉片、热鸡汤。饭蒸好时烫好的肉片已经在热好的鸡汤里了。

　　我拿出前一晚切好的水果，开始吃早餐。

　　这所有的事情，在起床的 10 ～ 15 分钟，我已经做完。所以只要早起半小时，就能在家吃到健康、营养、能量满满的早餐，总好过在办公室里边处理工作边啃三明治吧？

09:00

开始上班。以前是上班族的时候，我一到办公室就先列出今天所有的工作待办事项，有些要电话联络的事情先处理，然后等待对方回音的时候，我就可以专心做设计图。

把所有需要处理的事从脑子里拿出来，写在纸上，就可以很清楚地定出先后顺序，一样一样做，下班时再把单子对一遍，已经完成的划掉，未完成的写上目前的进度，明天来继续跟进。但是如果把事情放在脑袋里，脑袋就会变成一团乱线，心也会跟着乱。

很多跟我学习养生的同学照这个方法做，都跟我反映这样做让他们觉得轻松很多，也不会再丢三落四了。懂得时间管理的人，时间永远绰绰有余。

18:30

下班到家，先做好晚饭，在 19 点半之前吃完。

19:30

把第二天早餐要吃的水果切好，准备做便当的蔬菜、肉类提前处理好，第二天早上烫一下或温锅冷油炒一下就可以了。

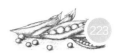

　　这些事情其实半小时就能做完，因为择食餐是很容易做的，大家不要先预想得困难重重，那样可能就真的执行不下去了。

20:00

　　整理明天上班要带的东西以及要穿的衣服。洗漱、学习、放松等。最晚 23 点睡觉。

只能外食时，可以
选择这些食物

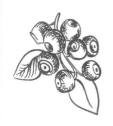

　　原本我一度以为，市面上餐厅的食物要符合择食原则是非常困难的，但是，我发现只要你肯开口告诉店家："我的汤面请不要加葱，也不要油葱。"切一盘肝连肉时，跟老板说："我的淋酱只要酱油和姜丝就好。"一般的小吃店或餐厅多半都可以配合。点菜时，也可以向服务生问问："我不吃蛋、不吃蒜头，你能帮我推荐可以吃的菜式，或是请师傅帮我去掉吗？"其实把习惯养成了，外食时就可以很轻松地选择适当的食物。

　　除了餐厅之外，买早点或者零食，我也跟大家分享几个我自己的挑选标准。如果是面包类，首先就看包装标示，是否含蛋、奶，现在大部分的面包店都会在产品名称的标牌上标示成分，以方便吃素的人选购，我们也可以好好地利用。另外，便利商店或是量贩店的面包或食材，外包装上也都有成分标示，自己检查一下，就能挑出可以吃的品项。要记得看看反式脂肪酸这一栏，含量要为0哟！这个一定要小心，我曾经看过有些强调健康营养的苏打饼干，居然含有反式脂肪酸，大家选购时一定得睁大眼睛。一开始可能会觉得很麻烦，但是当你浏览

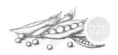

过一次货架上的商品后，下次你就可以轻松快速地选择了。

工作应酬或者是和朋友、亲人欢聚用餐的时候，想到这个要忌口、那个不能吃，是不是心里会顾忌人家说你难相处？会不会害怕自己因为坚持择食的原则而在聚餐时吃不饱呢？

在找我咨询的同学当中，有人曾经和我分享过一个不错的方法，可以减少在餐厅吃饭的尴尬：出发前先让自己吃个七分饱，等到了餐厅，开始上菜时，因为已经差不多饱了，所以自然不会有强烈的食欲，这时再根据餐桌上的菜式，挑选自己能吃的就好了。这个方法虽然是消极回避，但也不失为可参考的方式。如果可以，我还是很希望你可以和大家分享你的择食生活，告诉你的亲朋好友，自从忌口后，你的身体有了哪些好变化，吃对食物带给你多好的改变等，让大家和你一起变得更健康，那么你也等于帮助了别人！

另外，有个小提醒是，当身体发生紧急状况时，例如正在上班却感觉感冒快要发作，或是大热天有中暑的迹象，这时候请权衡轻重，让身体的状况恢复要紧。快要感冒时，即使手摇茶店的热姜茶加了会上火的黑糖也没关系，快快让身体通过热姜茶来暖一下，避免感冒发作。如果你其他时间都在正确地择食，这一杯会让身体上火的黑糖，很快就能被身体代谢掉的。

好了，接下来，便是我多年以来亲自试吃，亲自和餐厅讨论、交涉的外食索引，请开动！

外食快餐

部分快餐店的餐饮是符合择食标准的，只不过还是需要挑三拣四一下哟！

麦当劳

板烧鸡腿堡（不放沙拉酱）、炸鸡（去皮）。

不少同学成天在外奔走做业务，最方便的餐厅就是麦当劳了。只要将板烧鸡腿堡去掉酱汁，炸鸡去皮，也算勉强过关了。

吉野家：照烧鸡排饭

有足够的饭量，可以说是外食中最接近择食要求的餐点之一。

猪肝粥、瘦肉粥

粥品店的猪肝粥和瘦肉粥也都是可以考虑的，但是要仔细地叮嘱老板，不要加其他调味料和葱，加盐、姜就好，另外要记得补充一些蔬菜哟！

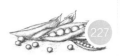

猪排饭（将猪排的油炸外皮去掉，配菜挑着吃）

日式猪排比照麦当劳的炸鸡，上桌时先把油炸的外皮去掉，配菜避开寒性的萝卜、腌菜，有选择的话，不要喝味噌汤，问问店家可不可以换成紫菜汤，这样就可以有很饱足的一餐呢。

便利商店：关东煮区的杏鲍菇、茭白、玉米

假如中午选择了快餐而蔬菜量不够，可以到便利商店的关东煮区，选择杏鲍菇、茭白、玉米等，补充一餐当中不足的蔬菜量。

亲友聚餐

亲友见面，想要到舒适一点的餐厅聚聚，以下这些餐厅，都是可以接受客人的饮食要求，做出适当回应与变化的餐厅，也都是些环境很舒适的地方，这下就不愁没有好餐厅可以和亲友聚餐了！

酒店里的餐厅

多半能够根据客人的饮食需求做调整，我自己前往餐厅用餐时，会很清楚地跟服务生说明我必须忌口的食物，他们也很精心地帮我调整，让我有了美好的用餐体验。

火锅

可以要白汤或菌菇白汤，两样蔬菜一样肉，蘸料用酱油，或白汤里加盐来煮。

享"瘦"零嘴

除了食谱中示范的甜品之外，平常你也可以准备以下这些现成的零食解馋用。下面给出的量都是一天最多食用量。

* 红枣核桃 7 颗

* ACE 竹盐苏打饼干 2 小包

* 邱品的零食如姜汁黄糖玉米饼、红豆茯苓八珍糕、银耳羹等。

* 水煮或低温烘焙的坚果 1/4 碗

* 蔓越莓果干 1/4 碗

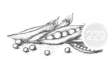

想想自己的周边环境，外食时可选择哪些餐厅和菜式，列在下面：

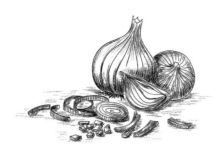

行动篇

三步定好专属自己的瘦身食材表

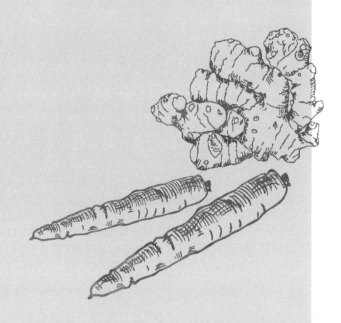

PART

行动篇

4

三步定好专属自己的
瘦身食材表

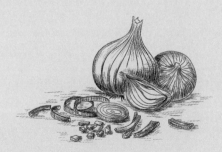

找出适合自己的食物

有很多同学留言："老师我有这个毛病那个毛病，该怎么调呢？"我想说，择食旨在调好基础体质，体质好了，内脏自然强壮，免疫力也就提升了，很多身体的问题都可以迎刃而解。瘦啦、皮肤好啦，自不必说，甚至有择食同学留言说自己的皲裂都愈合了。所以，不管你现在有什么问题，先开始吃择食三餐，调理体质。

根据本书"入门篇"所列食材，从中选择自己爱吃、可吃的部分，列在下面。

主食：

肉：

蔬菜：

水果：

结合自身具体情况，划掉忌口食物

在选择三餐食材时，要避开自己不能吃的食物。以下表格，有的是需要严格忌口的，适用于所有人，最好一口都不吃；还有的是有相应症状的时候才要忌口的，症状缓解后可酌情开禁。

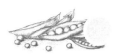

寒性食物

大白菜、小白菜、大黄瓜、小黄瓜、苦瓜、丝瓜、瓢瓜、冬瓜、芥菜（包括雪里蕻）、红薯叶、白萝卜、秋葵、苜蓿芽、豌豆苗、芦笋

生菜沙拉、生鱼片等生食及冰品

* 下午 4 点以后不要吃叶菜类及水果，否则也容易造成体寒

容易上肝火的食物

以高温油炸、高温烧烤、高温爆炒方式烹调的食物

沙茶、咖喱、红葱头、红葱酥、姜母鸭、麻油鸡、羊肉炉、药炖排骨、麻辣调料、香油及食品添加物

花生、杏仁、核桃、开心果、南瓜子、葵花子、蚕豆、腰果、松子、夏威夷果仁、含花生的米浆等

荔枝、龙眼、榴梿、樱桃等

咖啡、市售黑糖姜母茶（黑糖和不去皮的老姜都会让人上火）等

可能引起肠火的食物

鸡蛋、鹌鹑蛋、鸭蛋、皮蛋、咸蛋、铁蛋、蛋糕、蛋卷、蛋饼、泡芙、布丁、茶碗蒸、美奶滋、铜锣烧、牛轧糖、蛋黄酥、蛋蜜汁、凤梨酥及其他含蛋的饼干、面包等西点类；捞面、黄色拉面、意大利千层面等

奶制品	牛奶、调味乳、酸奶、炼乳、奶酪、酸奶相关产品、冰激凌、高蛋白牛奶制品、乳清蛋白等
其他食物	蒜头（包括蒜苗）、韭菜（包括韭黄）、虾子（包括虾米）

可能造成胀气、引起胃火的食物

豆制类	豆干、豆皮、豆腐、豆花、豆浆、黄豆芽、素鸡、素肉、味噌、毛豆、纳豆、素火腿、豆豉等
糯米类	麻糬、粽子、油饭、米糕、汤圆、饭团、紫米、糯米肠、猪血糕、草仔粿、红龟粿等
竹笋	笋丝、笋干等
奶制品	调味乳、酸奶相关产品、奶酪、冰激凌、炼乳、高蛋白牛奶制品、乳清蛋白等
五谷杂粮类	小麦、大麦、燕麦、荞麦、黑麦、小麦胚芽、全麦面粉制品、糙米、胚芽米等

各种常见身体问题的忌口建议

有以下问题时对应食物要严格忌口半年。

症状	原因	忌口与建议
长针眼	上肝火	忌口上肝火食物
耳鸣		

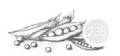

症状	病因	解决方法
体质寒	优质蛋白质吃得不够，生食蔬果吃过多	1. 忌口寒性食物 2. 姜汁、鸡汤认真喝 3. 认真吃海豹油，可在早餐后吃一颗1000毫克的海豹油。以下情况不建议吃：经期经血量大的人在经期前一周及经期；孕期；月子期有出血倾向或出血疾病的人；在吃降血压药物、降胆固醇药物、降甘油三酯药物的人；对海豹油过敏的人。如果跟柠檬酸钙同一天服用，建议间隔2小时以上。服用三个月停一个月，寒性体质改善后服用三个月停三个月
难入睡，浅眠多梦	缺钙，黄豆过敏，或吃到影响神经的食物	1. 忌口黄豆制品（含毛豆、纳豆、味噌、黄豆芽），以及鲑鱼、巧克力、糯米类、菠萝等影响神经的食物 2. 补充柠檬酸钙
鼻子过敏	食物过敏、遗传、体寒	1. 忌口葱、柑橘类、四季豆、瓜类、白萝卜 2. 补充沙棘籽油，建议早餐后食用，每天食用1次，每次食用2颗。坚持吃2~4周看看 3. 体寒引起的鼻子过敏，可以补充海豹油
异位性皮肤炎	体质寒，又吃了上火食物，火排不出，所以才会过敏。蛋类制品严重过敏	忌口上火食物和容易引起皮肤过敏的食物
紫外线过敏	上肝火	忌口上肝火食物，补充谷胱甘肽，可以每天早餐后吃50毫克，如果规格是每颗200毫克，每周吃三次即可，吃三个月停一个月
湿疹	体质寒	1. 忌口寒性食物，早餐前喝温姜汁，红豆茯苓莲子汤喝五天停两天 2. 皮肤有湿疹的时候，可以把沙棘籽油胶囊剪破涂在上面，有助伤口好转或者愈合

续表

症状	原因	忌口与建议
荨麻疹	体质寒，又吃了上火或含致敏原的食物，火排不出，所以才会过敏	1. 傍晚以后才发作：忌口寒性食物、上火食物、海鲜；认真喝温姜汁、择食鸡汤 2. 若是食物引起的荨麻疹，忌口海鲜及香辛料、蛋奶制品，多喝水加强代谢
汗疱疹	体质寒	忌口寒性食物；认真喝温姜汁、择食鸡汤
富贵手	体质寒，又吃了上火食物，火排不出，所以才会过敏。蛋类制品严重过敏	忌口寒性食物、上火食物、蛋类制品
香港脚	体质虚冷、免疫力差易得	忌口黄豆制品、蛋类制品、寒性食物
汗斑	免疫力差，体质虚寒	忌口黄豆制品、蛋类制品、寒性食物
皮肤过敏	体质寒	忌口寒性食物、玉米、芋头、五谷杂粮、蛋类制品、茄子、西红柿、甜椒、青椒、南瓜、海鲜、香辛料。忌口后还是没完全好，就再忌口隐形杀手奶制品，甚至连菇类也要忌口
口角型疱疹、带状疱疹	1. 空气中的滤过性病毒 2. 上火与晚睡	忌口所有刺激性食物、海鲜类食物、寒性食物、上火食物，特别是蛋类制品、奶类制品要严格忌口。规律作息，不能熬夜。还可以辅助吃沙棘籽油、喝舒甘玫瑰饮
脂溢性皮肤炎	上肝火	忌口蛋、上肝火食物
黑斑（肝斑）	黑色素沉淀，上肝火引起肾虚	忌口上肝火食物，不熬夜，做好防晒
尿蛋白	肝火引发肾火	忌口上肝火食物，不熬夜
肾虚（水肿，尿频，手脚冰冷，掉发，久坐、久站、经期腰酸）	肝不好肾就坏：因为肝除了解毒外，还要制造肾所需的白蛋白，所以肝长期上火后易肾虚	1. 忌口上肝火食物 2. 肝火旺导致肾虚，钙质留不住，缺钙就会注意力不集中、走神，可补充柠檬酸钙

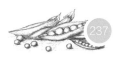

续表

症状	原因	忌口与建议
黑眼圈	1. 过敏性鼻炎影响鼻子周围部位的血液循环，间接引起眼部周围瘀血 2. 黑色素沉淀：肾虚，上肝火	忌口寒性食物、上肝火食物，以及葱、柑橘类、四季豆，不熬夜
孕妇胎毒	上火食物吃太多	忌口上肝火食物
害喜、孕斑	源头是肝火	忌口上肝火食物
内分泌失调	长期上肝火	忌口上肝火食物，不熬夜
多囊卵巢综合征	长期大量吃蛋类、奶类制品，长期优质蛋白质或脂肪摄取不足，上火食物吃太多，生活作息不正常，情绪压力	忌口寒性食物、上肝火食物、易导致妇科问题的食物、海鲜、高胆固醇的食物，以及锌、硒含量高的食物。不熬夜，做好情绪管理
泌乳激素过高	—	忌口黄豆制品和奶制品
宫寒	体质太寒	忌口寒性食物、生食、冰品，早餐前喝温姜汁，鸡汤认真喝
月经不规律	上肝火	忌口上肝火食物
子宫内膜异位		
经血少		
经期长	心脏无力所以子宫收缩不好	充分摄入优质蛋白质和淀粉。补充心脏辅酶Q10，早餐后吃一颗（100毫克的规格）。以下情况不建议吃：经期经血量大的人在经期前一周及经期；孕期；月子期有出血倾向或出血疾病的人；在吃降血压药物、降胆固醇药物、降甘油三酯药物的人。凝血功能不好的人，心脏辅酶Q10和海豹油只能先选择一种服用，服用三个月停三个月

续表

症状	原因	忌口与建议
白带多	体质寒	早餐的温姜汁和鸡汤要认真喝，忌口寒性食物
痛经（闷胀痛）	体质寒	温姜汁和海豹油认真吃
痛经（抽痛、刺痛）	神经痛	可多吃 1 ~ 2 颗柠檬酸钙（规格为每颗 1000 毫克，含纯钙 200 毫克）来缓解
痛经（绞痛）	子宫内膜异位、子宫腺肌瘤	热敷，忌口寒性食物和上火食物，喝温姜汁，并严格忌口蛋类、奶类、黄豆制品、鱼类、竹笋类
害喜	体寒分泌不平衡	温姜汁可止吐，3 大匙温姜汁 + 500 毫升热开水 + 黄砂糖适量，觉得反胃时一口一口含着慢慢吞下

结合以上表格及本书"自测篇"的体质分析表，重新修改第一步列下的食材。

主食：_____

肉：_____

蔬菜：_____

水果：_____

记录自己的过敏反应

如果你想拥有一个基础代谢率高、老得很慢的身体，请开始认真记录自己对食物的过敏反应，也要认真去找出造成自己身体问题的凶手。

建议你记录自己每天入口的食物，包括三餐食用时间、摄入量，饮水量、营养品补充等。如果你怕麻烦，那也可以只是简单记录自己每天都吃了什么，一旦身体出现不良反应，可以倒推三天，结合择食的理论，想想可能是什么食物引起的，长期记录下来，就有属于你自己的过敏食物清单了。

择食的四个阶段

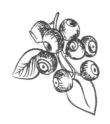

　　找我咨询的学生，甚至按照书本自己执行择食的读者，大家都对于一个月内体重的快速变化感到惊奇。其实这都只是初期的排水而已，之后才是真正的身体转变。这时，最需要的是你对自己的信心与对我的信任，继续忌口，维持对的生活作息，保持情绪稳定。因为接下来，你将面临的是一连串的身体变化，你会困惑、怀疑甚至害怕。

黄金期

　　一开始的体重快速下降，其实是因为你吃进了对的、充足的营养素，身体内的各个脏器以及各种系统，就像是重新启动一般，肾脏开始有能力处理之前因为代谢变差而累积在体内的废水，因此，身体排除这些早该被代谢掉的水分之后，体重减轻了。紧接着，在肾脏启动全身的代谢之后，肠道也开始有反应了，开始顺利地吸收你所吃进的养分，所以，要注意了，这时候有些人体重会增加！通常会增加 1 ~ 2 公斤，因为你的内脏吸收了满满的养分，细胞变得饱满，而健康的内脏往往会更重，所以虽然体重可能增加了，但是体态却变瘦了。

细胞修复期

我们把人体简约到最小的单位，细胞。在人体里，有成千上万的细胞，它们也有自己的生命周期，每一天都会有老旧的细胞死去，每一天也都会有新的细胞诞生，来取代老旧细胞，维持人体的顺畅运作，老旧细胞与新细胞的更新换代，有其一定的速率与周期。

而当我们的身体没有得到适当的营养或保养时，比如说经常熬夜、作息不正常、总是吃太精致的食物，或是餐饮过度烹调等，身体无法吸收到足够的养分时，老旧细胞就无法以正常的速度被代谢掉，新的细胞因此无法产生，整个更新换代的循环也会因此减缓，其实，简单地说，就是身体的代谢率低下了。

在身体代谢率低，身体堆积了众多老旧细胞的情形之下，你采用了新的饮食方法，吃进优质蛋白质，选择适合自己体质的蔬菜，开始忌口，每餐都有菜有肉有主食，你的身体等于有了完美的营养素，内脏开始重新运作，大脑便会收到一个信息："身体好转了，代谢率可以提高了！"于是，大脑便会向你的身体传递提高代谢率的信息。

代谢率提高后，老旧细胞一下子被淘汰掉了，但毕竟身体才刚刚开始吸收

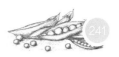

正确的营养，新的细胞还来不及以相对应的速度诞生，于是便产生了落差。这时，你会特别容易感到疲倦，甚至会有嗜睡的情形出现，原本顺畅的排便不再顺畅，你有可能会便秘或拉肚子。有的人还会有更严重的不适反应，口干舌燥，或是体力明显变差等。

如果你的状况和上述的情形相同，那表示你正在经历细胞修复期，尽量争取时间休息、不熬夜，也不要担心，继续维持你该有的饮食与作息，给身体多一点时间跟上进度就可以了。在这段时间，要非常认真地忌口，不要再为身体增加更多的负担，否则细胞修复期会拉得更长哟！

当疲倦、便秘或拉肚子等症状开始慢慢消失或减缓，这表示你体内的代谢已经跟上了哟！新旧细胞的更新换代，看来已经衔接上了。这个时候，你应该会再度感觉到精力充沛。此时，你的免疫系统也正处在活跃的高峰，它会特别灵敏，因为免疫系统肩负着保护身体的责任。

所以，如果你是感冒时从来不会发热的人，一旦在这期间感冒了，就会发热。这也是最多人有的反应，有的人甚至非常紧张。但其实，发热是好事，代表着你的免疫系统正在工作，正在为你对抗侵入身体的细菌或病毒。

通常这个阶段，多半的同学都已经执行择食好一段时间了，不仅味觉变得灵敏，在不小心吃到不该吃的食物时，身体的反应也会特别激烈。有的人会拉肚子，有的人会呕吐，甚至有不少人吃到海鲜，立刻就会皮肤红、痒。这些其实都是身体免疫系统健全的证据，也表明你的身体已经习惯吸收好的营养素，开始拒绝不合适的食物。

　　曾经有个同学跟我分享这阶段的经验，他很高兴地说："一吃到不该吃的，身体立刻有反应，这下连解释都不必解释，大家就都会记住我不能吃什么了！"我听了很高兴，因为这倒也是一种另类的收获，身边的人更了解你的饮食习惯，也就不会总是想要说服你吃不该吃的东西了。

旧伤修复期

　　最后一个阶段是旧伤修复期。这个阶段也是让许多人感到害怕的阶段，因为身体的反应往往让人出乎意料。

　　经过了前面几个阶段，身体新旧细胞代谢速度大致已经正常，身体的各个内脏运作良好，内分泌系统也处在活跃的高峰，体质基本上算是调整好了。这时，身体便会启动旧伤修复的机制。因为很有可能在过去疗伤期间，因为种种因素，其实深层的细胞尚未修复，若身体里真的有这样的地方，这个时候，身体的自然疗愈功能会开启，去修复旧伤部位。

　　曾经有个学生，不知道自己正处在这个阶段。一天晚上睡觉时，他突然感到左腿灼热。他曾经左脚板扭伤，左边髋骨碰撞受过伤，这些过去受伤的地方尤其疼痛，他吓坏了，后来得知是正常的旧伤修复之后，才安心许多。也有同学曾经因为车祸受伤，皮肤内留下了可以触摸到的硬块，虽不影响外观，外表看不出来，但也总是消不下去，在经过了择食方法的调整后，硬块慢慢地变小，最后消失。这就是身体自然修复的能力，千万不要小看。

　　这个时候，你可能会因为旧伤修复而感到疼痛，不必紧张，利用泡澡、泡

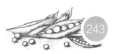

脚或是局部热敷等方式，让自己出出汗，为自己的新陈代谢再加码，就可以安然度过了。

　　这几个时期会不断地循环，但不一定会按照顺序，而是会根据身体的状况做出调整。比较麻烦的是，每个阶段的时间长短因人而异，有的人细胞修复时间长达数月，有的人反应不太明显，或是时间很短而没有明显的感受。所以，不必和别人比较，当发现自己的某些变化符合某个特定时期的情况时，你应该高兴自己的身体重新找回了活力，不再像过去那样死气沉沉，对不好的食物会有反应。你更应该高兴的是，你的身体借此跟你展开了对话，你要做的事情只有：继续坚持，保持信心！

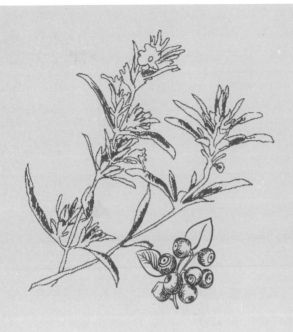

PART

5

番外篇

【同场加映】
择食大补贴

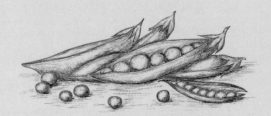

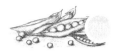

我已经择食了三四周，请问是否有人也会对天麻产生过敏？因为我开始喝的第一天就出现丘疹的现象，不知道是不是可以继续喝呢？

A1： 请问你是不是择食前就得过荨麻疹呢？还有，这几周持续忌口，你自己评估后觉得做到了几成？如果已经排除了体质太寒或是摄取到相关食物等因素，确定是天麻引起的话，那就只有停喝这款鸡汤了！

请问一下，家中小朋友近期被蚊子叮就会有很严重的反应，前两周才由此造成蜂窝组织炎住院五天，全身擦了防蚊液却被叮耳朵，肿了三倍大！是不是需要避开什么食物呢？

A2： 有可能是隐翅虫叮咬。要忌口上火食物，还有会导致皮肤过敏的食物及蛋、奶制品。

因为我月经一直都不太顺，总是要靠药物才会来，中西医都已经看了两年左右，不过从三月开始择食之后月经就没再来了，但我对择食很有信心，所以这中间都没再看西医吃药，想着大概也只是晚来点，可是因为医生说三个月一定要来一次，再不催经会诱发其他疾病，所以准备这周去拿催经药了（之前正常周期大约 45 天），至于中医，这个月试过，催了还是没来。

因为想怀孕而买了《瘦孕》，三餐都照书上写的吃，红豆茯苓莲子汤也每两天就喝一次（偶尔会加点红枣一起煮，希望可以补点血）。一开始就变瘦了好开心，气色也频频被称赞很透亮，腰围跟手臂都变细了，这是我原先预想不到的收获！

现在择食得很认真，因为不到标准体重，多吃了点肉跟饭增重了一点，蔬果量都有控制，早餐的鸡汤跟姜汁也都没缺少，真的很希望可以健康怀孕，请问还有什么应该注意的事项吗？

A3： 记得为了身体好，千万不要乱改食谱。增重不是要多吃肉，红豆汤也不鼓励随意加红枣哟！有些身体情况是不宜吃红枣的，比如正在感冒的人。而且红枣建议去核后使用，以免吃完果肉习惯性含着核引起上火。关于月经不顺的问题可能要更有耐心一点，我碰到有人是四季经，这样过了二十年也要花一年才能调整成月经。认真按照择食的方法进行，应该会更快看到效果。

最后也提醒你，别忘了竹笋（与水瘤有关）、山药、牛油果等容易影响激素的食物都要忌口。妇科病五忌：奶、蛋、笋、黄豆、鱼，记得别吃喽！

Q4： 请问老师，我有多囊卵巢综合征，可以吃蜂王乳吗？

A4： 如果没有其他妇科肿瘤，可以吃蜂王乳。

Q5： 我有巧克力囊肿、子宫腺肌病、输卵管水肿，因此我有严重的痛经，需大量使用止痛药，有时止痛药还会失效，得挂急诊打止痛针。择食

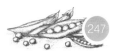

一个月后，这个月的月经怪怪的，原本痛经是整个下腹部都剧痛，现在只有左腹部剧痛，但经血量比以前少很多很多，经血有时呈鲜红色，有时呈暗咖啡色，一直持续了13天。后来去看妇科，医生说是经期乱掉，开消炎止痛药给我吃，经血还是少量一直来，一直到第14天突然量跟平时一样了，但左腹部仍会剧痛。因为手术的关系，现在我只剩左边卵巢功能正常，很担心为什么只有左边痛，请问这是月经情况好转的反应吗？

A5： 身体调整过程有时候会出现这种状况。不过有些人会担心这些状况跟择食有关，如果担心的话，先暂停喝鸡汤。月经量多的人，经期要停喝温姜汁。

Q6： 择食菜鸟想问一下：我和太太已经认真择食一周，三餐都认真实行。择食后我的精神和身体状况都很好，水肿消了很多，睡眠也很好。我太太感觉也不太水肿，但这周以来却常出现睡眠质量极差的情形，之前她几乎都不会这样失眠。她额头上还多了很多痘痘。因为我太太是乙肝病毒携带者，我在网络上查资料，发现似乎有肝炎的人不太适合服用姜（我们都有认真去皮），想请教我们现在应该怎么做呢？

A6： 姜和羊肉本身是温暖的，不会上火。有些人吃它们上火，是因为同时摄入了其他上火的食物，或许可以试着再稀释一点并加低聚果糖。这也有可能只是排火的过渡期，毕竟才一周而已，请多给自己一些时间观察，放轻松！

Q7： 用姜渣加点面粉、盐，撒点香菜煎成煎饼，味道还不错，应该没什么问题吧？

A7： 胃不好的人不能这样吃，一般人偶尔吃就好，姜的粗纤维有可能引起胃发炎哟！

Q8： 因为我怕胖，之前习惯用坚果来替代油品摄取脂肪，但老师在书里说过不建议大家吃坚果，请问是不管什么样的体质都不能吃吗？

A8： 如果真的要吃，请尽量以不超过 100 摄氏度的温度来烘焙坚果！芝麻超过 130 摄氏度算是高温烘焙。另外，以坚果或坚果酱来代替油品摄取脂肪，会有一个问题是每种坚果脂肪含量不尽相同，每餐 10 克左右的脂肪是合适的，那要吃多少克的坚果呢？所以偶尔取代油品摄取脂肪是可以，但不建议长期这样哟！

Q9： 请问一下，老师说小朋友不能跟大人一起喝同样的含鸡爪的鸡汤，但孩子已经喝了三周了（是小学三年级的女生）会不会怎么样？

A9： 只喝三周不会怎样啦！不过青春期前只喝清蔬休养鸡汤（不用加鸡爪）就好哟！

Q10： 我母亲突然出现呕吐晕眩、低血压的症状后，我也去量了血压，才发现自己似乎也是低血压患者。目前择食进入第一周，请问应该怎么改善才好？

A10： 认真摄取优质蛋白质，会改善的哟！

Q11： 如果灰指甲治疗很久都没效果，还有什么要注意的吗？除了忌口蛋奶类外，所有坚果也都要忌口吗？

A11： 灰指甲的原因，应该是抵抗力不佳，建议还要认真忌口寒性食物和上

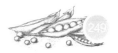

火食物，认真择食。

我是个职业妇女，之前大部分时间都外食，最近才刚开始加入择食的行列。备料常常要花很多时间，请问有没有什么比较省时省力的方法可以分享？

A12： 和你分享一下学姐的备菜心得，提供给你参考！

学姐分享：通常一周会去一到两次菜市场，去菜市场前一天先大致拟出一周的菜单，尽量五种颜色的蔬菜都买（但还是要以自己可食用的蔬菜为主）。菜种类多样，但量不用太多，因为择食每餐需要的蔬菜每种只需半碗，每种蔬菜轮番搭配，就不会餐餐重复了。至于肉类，买回来就先分好用量，该腌的腌，该卤的卤好，该切的切好，其余的依照每餐的分量分好放冰箱里冷冻，要煮的前两天就拿一包放冷藏室，这样煮时就会很方便！姜汁大约一个月煮一次即可。

请问老师，泡桑拿对身体好吗？

A13： 有不少同学喜欢泡桑拿，从"烤箱"出来直接泡冰水。在毛孔张开的情况下直接泡冰水，寒邪入体，老了问题会很多哟！

家人有卵巢癌，目前卵巢癌 Ⅱ 期（复发），正在化疗。请问老师的鸡汤在化疗期间也可以喝吗？是否需要特别做什么调整呢？

A14： 已经生病的人以清蔬休养鸡汤（不用加鸡爪）为主，祝福你的家人！忌口寒性食物和上火食物、不熬夜、正面思考是重点。

Q15： 昨天我第一次喝了择食鸡汤，觉得精神真的好了很多，但我发现到了下午，舌头有点肿胀，头有点晕，火气有点大，不过我想应该是自己体质的关系。今天我就特地早起，照着老师书上写的吃择食早餐（只是没喝温姜汁），照样觉得精神很好，可是到下午时，舌头又出现肿胀的感觉，还会有点头晕，一直喝水却没有改善，那明天还要继续喝鸡汤吗？

A15： 温姜汁和鸡汤是让你身体变温暖的食物，但如果你仍然没有忌口上火食物，当然还是会上火啊！请先把忌口上火食物和寒性食物列为第一步，再搭配择食的菜单（有菜有肉有主食），相信身体很快就会给你好的回应哟！加油！

Q16： 请问心脏无力的人不能吃枣，包括红枣和椰枣吗？还有硬核的枣会让人上火，那椰枣也会吗？

A16： 心脏无力的人要忌口绿枣。红枣是核容易让人上火，去核的话一天大颗可吃三颗，小颗可吃五颗。

Q17： 我有点抑郁症的问题，而我的孩子前阵子被医生诊断为过动症，请问老师我和孩子这样的情况，是不是需要服药？有没有可能因为饮食调整而改善呢？

A17： 在我的经验里，抑郁症和多动症不是病，通常起因于饮食不均衡及食用过多上火食物和加工食物、蛋类、黄豆制品而引起的营养失衡，造成身体出现抑郁或多动的症状。要改善这些症状，不一定要依赖药品，先均衡饮食及忌口吧！

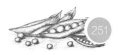

Q18: 最近开始喝温姜汁，但起床会有点眼屎，这样有问题吗？

A18: 起床有眼屎是上肝火的症状，回顾开始有眼屎之前几天有没有吃到上火食物，若您本身在上火，开始喝姜汁有可能引发您的上火反应。继续坚持下去，认真忌口上火食物，给身体充足的营养素和时间去调整，但如果上火反应更加严重，可以先停喝姜汁，通过忌口上火食物和认真择食把火降下来，再开始喝姜汁。

Q19: 因为工作比较忙，我都会把温姜汁煮好放在塑料瓶里去上班，这样会不会有什么问题呢？

A19: 温姜汁不能放塑料瓶，会有中毒的危险！温姜汁只能装在玻璃罐里，如果放冰箱冷冻室的话，要用不锈钢瓶。还有，打姜汁时水一定要盖过姜块，不是水越少越好哟！

Q20: 请问保鲜盒装鸡汤可以吗？

A20: 鸡汤冷却后用玻璃保鲜盒装是可以的呀！

Q21: 我目前已经择食到第四周，可是择食到第二周时突然变得很怕冷，手脚都超冰的。我主要是用水煮猪肉与青菜配饭（刚开始饭量大概在择食标准的 1/4 也不会饿），现在饭量变多，肉也充足，但还是比以前怕冷，请问是摄入热量不足还是我体质偏寒呢？

A21: 有可能是通过忌口而使身体的虚火消除，因而会比以前感觉怕冷。手脚从冰冷到变得温暖也需要时间，每个人变暖的时间点都不同，因为养生调整是需要长时间坚持的，每个人的改变都不大一样，加油！

Q22: 我老公只要感冒吃药一周左右，就会全身起红疹。我们两个一起择食已经四个月了，这期间一切状况良好，很多小毛病也都不药而愈，但我老公这可怕的红疹越来越吓人。他是乙肝病毒携带者，但肝功能一切正常，43 岁，无不良嗜好，爱运动，每次起红疹就医都不知原因，所以想来请教老师。

A22: 感冒本来就不需要吃药的！有人是连喝普拿疼伏冒热饮都会全身起红疹的！

Q23: 我是孕妇，快要生了，但最近颈部出现不明原因的深色暗沉，如果排除是衣物摩擦、怀孕引起的黑色素沉淀，会不会是身体有状况的表征？

A23: 皮肤是身体最大的排毒器官！另外请问你对于生产或当妈妈这事，是否觉得压力很大呢？

Q24: 怀孕十四周产检时，医生告知子宫肌瘤比十二周时长大了许多，肌瘤带来了腹部的疼痛（晚上有时会痛醒，睡眠质量变差），医生说怕肌瘤再长大有可能引起胎位不正，目前开了止痛药，但我害怕会影响宝宝，因此选择不吃。请问饮食上有什么要特别注意的吗？

A24: 会影响妇科肿瘤的蛋、奶、豆、鱼、竹笋（含笋丝、笋干）、山药、牛油果都要忌口。

Q25: 有人说吃卵磷脂能预防乳腺炎，所以很多哺乳妈妈都会吃。《瘦孕》中老师并未提到卵磷脂，我想应该没有服用的必要。而那些妈妈吃了一堆卵磷脂，对宝宝会不会造成负担？

A25： 一般卵磷脂就只有两个来源：黄豆和蛋黄。卵磷脂的作用是帮助脂肪分解。如果没吃到含反式脂肪酸的食物或上火食物，又认真热敷和按摩的话，就不会发炎了！

Q26： 请问老师，我的小孩常有尿床的问题，这跟吃的食物有关系吗？

A26： 提醒你——体质太寒的小孩容易夜尿，而对蛋过敏的小孩容易尿床！

Q27： 我很喜欢吃青椒和牛蒡，吃这两种食物会有问题吗？有什么需要注意的事项吗？

A27： 皮肤过敏的人不能吃青椒，有神经痛、肩颈僵硬酸痛症状的人不能吃牛蒡！

Q28： 平常上班中午外食后感觉很油腻，所以饭后我都喜欢来杯水果醋饮，因为是饭后，应该就没关系了吧？另外，我也常常有中暑的问题，会喝蜂蜜水来降火，这样做是对的吗？

A28： 蜂蜜与水果醋都是寒的，不建议喝！常中暑一般是因为体质寒，毛孔闭塞不开，无法散热。要先让体质变温暖才对啊！

Q29： 请问刚中风的病人可以择食吗？他现在有吞咽困难的症状，除了粥以外还有什么可以吃呢？

A29： 已经中风的人很容易二次中风！中风后要严格忌口寒性食物、上火食物及影响神经的食物。三餐可以按照择食原则来吃，刚中风的一个月内请暂停喝姜汁，鸡汤只喝清蔬休养鸡汤（不用加鸡爪）。一个月后，建议第一周喝天麻枸杞鸡汤，第二周喝制首乌补气鸡汤，第三周喝天麻枸杞鸡汤，第四周喝清蔬休养鸡汤。中风初期，可以把火锅肉片剪碎，蔬菜切碎，一起烫熟或用温锅冷油炒熟，把饭煮软一点，鼓励他小口吃，慢慢咀嚼再吞咽！天麻可以固脑，舒筋活络，平肝潜阳，预防中风。

另外，中风后的复健非常重要，建议尽快进行，可以用中医的针灸与西医的复健交替进行，恢复会更好更快！这时候的营养支持就很重要了，优质蛋白质要认真摄取！要解决吞咽困难，也需要复健练习，请尽快帮他挂复健科。

Q30： 请问吃姜黄对身体好吗？吃的时候需要注意什么事情吗？

A30： 姜黄有活血作用，因此在服用高血压药和抗凝血药的人，以及经血量多、容易痔疮出血的人不适合吃，肝脏功能异常者也不建议吃。一般人偶尔吃，一周最多三次就好了。另外也不建议把姜黄粉直接撒在饭上吃，容易过量哟！

Q31： 之前几个月家里突发状况频繁，我常常三更半夜要出门，为了提神会喝咖啡。精神压力大加上要应付许多突发状况，所以没有特意选择符合择食原则的食物。后来右腰侧出现了第一道疹子，长得很像干癣，当时也没时间看医生，结果一个多月后越长越多，我去就医才知道是玫瑰糠疹。虽然目前生活已经回到常轨，我又开始认真择食，而且为了治疗玫瑰糠疹，除了吃药还会擦药，可是至今已经治疗了一个半月，仍会长出新疹子。除了遵照医嘱洗温水澡，发痒时尽量不抓它，且乖乖擦药跟择食之外，想请教老师有无其他方法可以让玫瑰糠疹尽快痊愈？身体每天发痒，感觉火气越来越大，内外火夹攻非常不舒服。

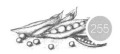

A31: 这些疹子的出现，可能就是提醒你要多照顾自己的身体，记得多放松情绪。

当身体变干净时又吃进一堆不适当的食物，可能会产生严重影响。尤其是皮肤过敏引发的疹子需要较长时间来修复，要多些耐心，注意寒性食物要严格忌口，不要让身体上火（尤其是肝火）。书上写的易引起皮肤过敏的食物一口都不能吃，还有情绪要保持平和不纠结，要多爱自己，真的很痒的时候可以冰敷或冷敷，会有缓解效果！

Q32: 我有糖尿病（2型），刚开始接触择食，但医生说尽量不要吃白米饭，要吃糙米饭或五谷饭（目前有胃溃疡，已在治疗），请问饮食上还有需要注意的吗？

A32: 糖尿病跟肝肾问题有关。2型糖尿病发病前通常有长期性饮食上火、作息不正常、常摄取劣质蛋白质的情况。务必忌口寒性食物和上肝火食物！先从摄取优质蛋白质开始调身体。至于医生建议吃的糙米饭、五谷饭，跟低 GI（血糖生成指数）饮食有关，但必须是你没有皮肤过敏或肠胃问题才能吃（糙米五谷类与皮肤过敏、肠胃胀气、胃发炎溃疡有关），你目前在治疗胃溃疡，并不适合吃糙米五谷类。可以用薏仁和白米煮成饭后先放入冰箱冷藏或冷冻，隔夜后再稍微加热来吃，或是水煮红薯、马铃薯冰过再稍微加热吃，这样处理成抗性淀粉，吃时每一口食物嚼 30 下，血糖会比较稳定。要记得尽量摄入抗性淀粉。

Q33: 我晚餐一直都是以根茎花果类为主，因为之前老师提过水耕蔬菜偏寒，我知道茭白是水耕种植的，所以我把它放到中午吃。可以吃的蔬菜中，偏寒的中午吃，根茎花果类晚上吃，这样吃是可以的吗？

A33： 水耕的叶菜类绝对不要晚上吃，水耕的根茎类一般体质可以晚上吃，
但不要连续吃。

Q34： 请问有地中海贫血的人，除按择食原则养生外还需补充或注意什么
呢？

A34： 特别忌口五谷杂粮类，认真补充优质蛋白质，如果是显性遗传的人，
蚕豆不能吃，注意不能闻到樟脑味，精油类最好也避开。

Q35： 想请教老师红豆水与红豆茯苓莲子汤的不同之处。

A35： 几种食材的功用如下：

红豆"清热利水消水肿"，茯苓"安神美白消水肿"，莲子"补脾止
泻、益肾摄精、养心安神"。

不同之处在于红豆水单纯消水肿，而红豆茯苓莲子汤除了消水肿效果
加倍之外，同时还多了美白与安神效果（安定睡眠、休养生息），所
以红豆茯苓莲子汤的效果是远超过红豆水的哟！

Q36： 辅酶 Q10 该按什么剂量吃？

A36： 低血压患者如果每天早餐后吃 100 毫克辅酶 Q10，没有觉得心悸不
舒服，当然是吃 100 毫克效果比较好。不过从来没吃过辅酶 Q10 的
低血压患者，可以先从 30 毫克吃起，两个月后吃 60 毫克，如果觉
得心悸或不舒服，就改回原来的剂量。如果可以适应，再过两个月可
改试吃 100 毫克。

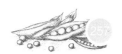

Q37: 请问老师，无花果可以吃吗？

A37: 无花果不是常见的水果，所以书上没有写到。可以吃哟！

Q38: 鹅肝酱、鸭肝酱可以吃吗？

A38: 脂肪含量很高，有三高、心血管疾病和痛风的人不建议吃，一般人可以偶尔吃。

Q39: 请教关于参须的问题，老师说第一款鸡汤用白参须，不能用红参须，会燥，那西洋参须可以用吗？

A39: 高丽参的品种也是白参，经过炮制就变成咖啡色，又称为红参，因产在高丽（古国名）而被称为高丽参。西洋参原产于美国和加拿大，故称西洋参。白参性平，西洋参性微寒，红参性微温，因此在上火的人，或是三高者，都不宜吃红参哟！红参须比起红参较为温和，所以第一款鸡汤，白、红、西洋参都可以用。如果用白参、西洋参，则用量减至参须的 1/3 ~ 1/2。

Q40: 想请教能缓解颜面神经失调的择食方式。

A40: 赶快找好的针灸师扎针灸，会好得很快。错过三个月黄金期，状况严重的话有可能回不去了哟！特别注意忌口寒性食物、上火食物和影响神经的食物。

Q41: 择食约两个月，最近皮肤异常，像得了荨麻疹一样特别痒，这是什么问题呢？

A41: 也有可能是因为处于细胞修复期！如果是晚上比较痒，姜汁稀释当水喝，严格忌口冰品、生冷食物、海鲜、寒性食物及上火食物！ 3 汤匙姜汁加 500 毫升热开水再加一点黄砂糖，一天喝两杯，荨麻疹好了之后像之前一样早餐前喝姜汁就好！

Q42： 请问肾脏功能不全者可否喝鸡汤跟红豆汤？

A42： 不建议哟！

Q43： 没裹粉的炸排骨吃了也会上火吗？

A43： 不用怀疑，绝对上火！

Q44： 不建议吃黄豆的话，那毛豆可以吃吗？

A44： 毛豆也属于黄豆类哟！有睡眠障碍、浅眠多梦、注意力不集中、青春痘、胃炎、胃溃疡、胀气、妇科肿瘤、香港脚的人都不能吃。

Q45： 目前温姜汁、鸡汤、红豆汤我都在喝，但早上主食只要摄入超过 50克就会胀气，请问该怎么办呢？

A45： 蛋、奶、黄豆、竹笋、五谷杂粮跟甜食确定都没吃吗？每一口饭有没有咀嚼 30 下？常久坐不动吗？有焦虑紧张的情绪吗？蒜类、韭菜、韭黄、虾类在忌口吗？大便会臭会黏吗？还有，用到发粉的面包、馒头、包子也会引起胀气哟！

Q46： 请问被狗咬伤后饮食上该注意哪些？

A46： 都可以正常吃啊！记得要严格忌口蛋、奶、鸡鸭肉、海鲜、发酵类食物和会上火的食物。

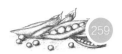

Q47: 身上有癣可以泡澡吗？

A47: 不能泡澡！有癣跟自身免疫系统有关，你现在有可能处于细胞修复期，要认真忌口，不然情况会更糟的！

Q48: 长期吃花胶会增长子宫肌瘤吗？但我不敢喝加鸡爪的汤，该怎么办呢？

A48: 可能会！有子宫肌瘤的人不建议吃鱼啊！不敢喝加鸡爪的汤？那可以用猪蹄呀！

Q49: 请问老师，我最近膝盖轻轻一碰就瘀青几块，不晓得是怎么回事，我有点担心……

A49: 一碰就容易瘀青，可能是身体缺少钙质的表现。如果有补充足够的柠檬酸钙的话，也有可能是因为处于细胞修复期，身体消耗较多钙质在其他方面，所以出现这样的状况，但也建议做一下血液检查。

Q50: 请问老师有什么推荐的运动吗？最近很多朋友邀我去健身房，但我有点担心强度太大，不知道对身体好不好？

A50: 所谓适度的运动必须是做完后身体不觉得疲倦，隔日不感到酸痛的运动，而"快走"能运动到全身，也不会让身体太过劳累，是我最推荐的运动。

Q51: 我这两周便秘很严重，量很少、很难排出，痔疮也很严重。我在吃辅酶 Q10，每天吃 30 毫克，因为有低血压不敢吃 100 毫克。而番石榴跟枣我也没吃，这会像老师书上写的那样导致肺出问题吗？

A51: 如果肺有问题，便秘会是长期的。在细胞修复期又吃到蛋类、奶类、蒜类、韭菜、虾类及上火食物，或是晚睡、情绪不佳等，都会造成便秘。另外优质蛋白质、优质脂肪摄取不足，蔬菜水果摄取过量，夏天吃西瓜等寒凉食物，也会造成心脏无力或气虚而便秘。痔疮变严重，跟摄入上火食物，以及榴莲、樱桃、杧果、荔枝、龙眼这些热性水果都有关，跟晚睡、激烈情绪也有关。

低血压患者如果吃辅酶 Q10，吃 100 毫克没有觉得心悸不舒服，当然是吃 100 毫克效果比较好啊！从来没吃过辅酶 Q10 的低血压患者，可以先从 30 毫克吃起，两个月后吃 60 毫克。如果觉得心悸或其他部位不舒服，就改回原来的剂量；可以适应的话，再过两个月可改试吃 100 毫克。

Q52: 请问从事重体力劳动的人（男友跟父亲），三餐分量可以加倍吗？

A52: 男友摄入的肉量比公式算出的结果再多一半，多出来的量平均加在三餐。另外尽量让他摄取的主食以隔夜再稍微加热的米饭为主（运动员也可参考这个吃法）。父亲就维持一般的摄取量不用加。鸡汤对他们来说也很重要哟！

Q53: 牛肉上火，所以要用牛尾煮汤，但喝汤不吃肉就不会上火吗？那用牛骨炖汤也可以喽？

A53: 如果你用牛骨，那胶质要从哪里来呢？因此我才建议使用牛尾。如果方便弄到鸡骨架和鸡爪最好；如果买不到鸡骨架和鸡爪，我也会建议用猪蹄。在美国，这些都很不容易弄到，所以我才会建议用牛尾，两害相权取其轻。其实只有一个原则——尽力而为，择食很复杂，有很多要学的，不过对初学者来说，照书上说的去做就好了。

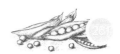

可以在鸡汤里加海参来补充胶质吗？

A54： 可以哟！

老公因肠子发炎化脓，药物无法治疗所以开刀切除。他出院后，我想让他一起择食，书中所列的鸡汤，手术后的病人可以喝吗？

A55： 手术完第一个月先喝清蔬休养鸡汤，之后再喝其他择食鸡汤吧！祝福你先生早日康复！（其他手术亦同。）

感冒喉咙痛或是有痰、咳嗽的人，可以喝温姜汁吗？

A56： 白色清痰可以，黄色浓痰不要。

请问天麻跟姜汁天麻有差别吗？

A57： 一般中药店卖的天麻都是用姜炮制过的，可以加强天麻的祛风效果！

老年人应该如何择食呢？

A58： 其实择食的基本原则是一样的，在适当的时间吃对的食物，用正确的烹调方式，三餐遵循有菜有肉有主食的基本原则，水果放在早餐吃。老年人内脏功能自然老化，基础代谢率也相对低，所以要注意：

1. 忌口寒性食物，蔬菜水果不要多吃，以免体质偏寒造成基础代谢率低。

2. 到了 60 岁，假如身体机能、消化功能都还很好，那就先不用着急减蛋白质的摄入量；而如果身体虚弱，或者肾脏功能衰退，首先要咨询医生蛋白质的量要不要减，减多少。

身体明显老化之后，根据蛋白质计算公式算出每天摄取肉的总克数，一天可以减掉 40 克肉。

但如果不只体能衰退老化，还在生病，那就要咨询医生了。

3. 主食不要吃过量。

很多老年人早餐、晚餐喜欢喝粥，觉得好消化，但是这样营养素就吸收不够啦！另外，建议老年人吃含抗性淀粉的主食，比如说隔夜米饭，抗性淀粉的糖分不容易被身体吸收，可以减少糖分的摄入，预防糖尿病。抗性淀粉是糖尿病人也可以少量摄入的淀粉。

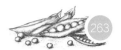

邱老师小传及择食理论形成

　　我的人生经历比较简单。我从小是家里的娇娇女，学业顺利，毕业后做了设计师，28 岁的时候已经处在一人之下众人之上的位置，用金钱、权力、地位这些所谓的存在价值证明了自己的能力。老板给了我一个员工所能有的最高礼遇，所以我每天没日没夜地画设计图。十年下来，健康早已经闪了黄灯，我自己却不知道。

　　38 岁时，我的身体已经差到一天到晚感冒，一感冒就不容易好。我常常觉得自己缺氧，容易疲倦，还常常失眠。但已经习惯小病不断的我，根本不在意这些问题。母亲终于看不下去了，拖着我去医院检查。我被查出严重贫血，并且发现子宫里长了拳头大的肌瘤，需要开刀取出。为了美观，我选择用微创的方法取肌瘤，但因手术出了意外，麻醉时间过长，导致术后我右手瘫痪。

　　当时的我愤怒、沮丧，没人能保证我的右手可以完全复原，而且由于第一个月的复健完全没有效果，医生都一度想放弃我。但是我坚持做中西医的各种复健，成天扎针灸，从用手指练习夹薏仁，再到夹红豆，再到夹绿豆，然后把一颗小球放在手里练习握力，日复一日，不放弃自己，终于在三个月后，我的手毫无预兆地复原了，而且没有留下任何后遗症。

在我还没考虑好是否要重回职场时，我父亲因为患肺腺癌却没有及时查出病因，错失了治疗机会，等查出是肺腺癌时已经是癌症晚期。在老天爷开了这么一连串玩笑之后，我决定停下脚步，思考人生的其他可能性。当时北京同仁堂的台湾地区总代理即将在台北开店并且在当地招人，为了让父亲可以放心我未来的生活，我努力抓住机会，经过三次面试后被顺利录取。父亲在我被同仁堂录取的两周后放心地离开了。

在同仁堂，我从中医基础理论、中医诊断学、中药药材学、珍贵药材鉴定等最基础的知识学起。"天下没有不死之药，只有养生之道！"这句我从老典籍上看到的话深得我心，我坚定了专攻医食同源的决心，立志从食物中找到养生方法。我在同仁堂学到养生咨询师不能夸大效果，要对自己说出的话百分之百负责，宁可选择保守的说法，也不要造成顾客错误的期望，我在后来多年独立咨询中一直秉持这样的基本态度。当时同仁堂被限制把脉，这使我特别重视望闻问，详细观察、询问客人的身体状态，进而给出建议。这样我每天都有实际操作的机会，也可以观察到客人咨询之后的成效，这种接近临床的医理实践，给我积累了大量的经验。

后来很多来找我咨询的人都会吓到，因为我能把他们全身上下的毛病，甚至家里的问题都猜得特别准确。

同仁堂购入了很多内容扎实的简体字中医药书籍、药膳食谱，那段时间我在工作之余会拿出备考的精神研读、记忆。在这里我还学会如何辨别、使用野山参、冬虫夏草、雪蛤等顶级药材，这些训练让我开了眼界，见了世面。

在同仁堂时我便产生了一种困惑，医书上的药方在实际治疗效果上常常是有限的，只能改善而不能除根，一段时间后疾病可能还会复发。这让我开始怀疑，人体中是不是存在某种"变数"。

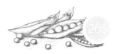

　　离开同仁堂后，我先后在汉补世家和廖叔叔健康屋工作。累积大量临床经验后，我逐渐认定一直困惑我的那个影响中西医疗效的变数，就是食物。我用自己的身体做实验，认真记录每天吃过什么，然后总结身体过敏反应和食物之间的关系，将中医、营养学、食物过敏三个元素融合，通过忌口食物去改善身体的问题。之后我借由帮助身边的亲友以及他们的亲友们累积到了更多的实践案例。来找我咨询的人越来越多，我就顺势开始做独立咨询。

　　独立咨询做多了之后，我发现大家有一个共同的问题，就是压力。我开始认识到心理、情绪治疗的重要。

　　身体的火有内火和外火，外火是因为吃进上火食物，内火的主要原因是晚睡或情绪大幅波动。情绪又影响身体，比如，当你常常有压抑焦虑、不安的情绪时，一段时间后情绪问题就会从肠胃反映出来，胃痛、胃胀、腹泻等；如果长期压抑愤怒，则会由肝反映出来……所以，我专门学习了心理咨询，在后来做咨询的过程中，我会花很长时间问咨询者的职业、工作习惯、作息，甚至家庭生活、压力来源、人生目标。在给他们的建议中，除了通过择食清单去缓解身体不适，我也会给出作息及情绪管控建议，双管齐下的效果惊人地好。

　　中医讲究整体概念，不像西医就事论事，头痛医头脚痛医脚。我父亲一开始生病的时候，是水肿，整个肚子鼓胀起来疼痛难挨，送到医院后，医生判断为腹膜炎造成的腹部积水，但始终找不到腹膜炎的原因，因此决定先抽水，抽完水后回家。没过几天又开始积水，又送医院抽水。

　　直到病情恶化并转变成肺积水，医院还是找不到原因，胸腔科权威的诊断是非开放性的肺结核。父亲不断进出医院，抽完水出院，积水再住院，最后转成心脏积水，才从心包膜的积水里验出是肺腺癌。

　　我后来学了中医才知道，肺和大肠互为表里，心脏跟小肠互为表里，西医查不到的原因，其实从中医的思路去想就很清楚。

但是即使中医再治本，选对入口的食物才是健康的关键。有的人头发掉得严重，用什么药都不管用，其实他是对蛋过敏，只要忌口鸡蛋，掉发的状况就能改善很多。所以食物的变数是非常关键的。

大部分人都不知道的一个重要事实是，长期吃到不对的食物或吃不进身体需要的营养素，不仅影响健康，还会让人滋生不好的情绪。比如，缺乏优质蛋白质和淀粉，会心脏无力，容易负面思考、提不起劲、没有自信；长期摄入上肝火食物，会变得暴躁易怒；缺乏叶酸，会抑郁、健忘；大量吃寒性食物、生食、冰品，人会懒洋洋的。

吃对的食物，忌口需要忌口的食物，然后通过中医调养，让身体恢复自愈力，身体的小毛病会少很多。

古人说"医食同源"。《神农本草经》将所有药材分为上中下三品，上品无毒，主养命，可久服；中品主治病，无毒或有毒，多为补养兼有攻治疾病之效；下品多有毒，不可久服，多为除寒热、破积聚的药物，主治病或外用。在学习过程中，有一味药材让我特别有兴趣，就是茯苓。茯苓属于上品，久服能健脾、安神、利水、渗湿。但如何食用，却让我煞费苦心了。我曾经用它来做发糕，结果并不理想，口感不好。我还曾研究过做红豆薏仁莲子汤，后来发现身体无法消受，因为薏仁太寒。最后我想，红豆莲子汤本来就好喝，养生功效也与茯苓相近，何不三者交融呢？

想法虽好，但大家都知道茯苓口感并不好，有人形容很像吃墙粉。我刚开始试的时候，先把茯苓掰成小片，然后跟红豆、莲子一起下锅煮，喝完第一碗，嘴就破了，口腔黏膜和舌头也都被磨破了。而且茯苓几乎嚼不动。后来我试着先将茯苓泡水，从泡一个小时到两个小时，再到四个小时，最后发现泡两个小时效果最好。

之后我把红豆茯苓莲子汤当点心来食用，一周喝几次，持续几周后整个人

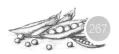

瘦了一大圈，脸颊也变窄了，消水肿效果惊人。然后我开始建议身边的朋友喝，每个人喝了都说效果很好。

红豆茯苓莲子汤的成功给了我很大启发，我发现结合中医、营养学、食物过敏来消除人体因上火引发水肿反应的路子是对了。

我的所有养生经验，都类似研发红豆茯苓莲子汤，是由自己亲身实验来的，当然也包含许多朋友分享的体验。这些经验之后在大量的咨询实践中，得到反复印证。

经过多年研习、大量实例累积，我总结出了现在被大家熟知的择食和瘦孕的养生方法，后来因为多个明星学生的推荐，择食和瘦孕的养生方法被更多人知道，但我没有那么多时间做咨询，后来就出书来向大众推广择食和瘦孕的养生方法了。择食的根本目的是把体质调好，恢复身体的自愈力，瘦身、美肤都是附加效果。而择食其实也特别简单，吃对的食物，忌口该忌口的食物就好。很多择食同学在刚接触到择食的时候会觉得邱老师只列了一堆忌口食物，那我们还能吃什么？但当你撇除头脑中这种本能的排斥反应后，你就会发现可以吃的东西还有很多，而且照着择食的方法，基本不用再为三餐吃什么而发愁，也不用再担心自己厨艺不佳做不好吃，因为择食餐的做法超级简单的呀，很多择食同学反倒都是择食之后才学会做饭的。

"没有一种选择，不必付出代价"，作为40岁再换行业的人，我要在学习时付出比别人更多的努力，在工作中克服各种各样的问题，我没有逃避，努力学习专业知识，不但在工作上得到认可，也调理好了自己的身体。所以，如果此时你身处困境，前路迷茫，你至少可以先把身体调理好，让心脏变强，当心脏变得有力了之后，你不但会比较勇敢，也会更加正面思考，有了勇气和正能量，事情就会往好的方向发展。

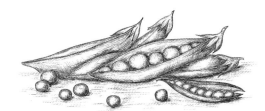

结语篇

择食一段时间，让身体告诉你结果

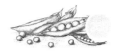

择食的很多理论是我身体力行得来的经验，不是先找到很多学术理论支持才架构出来的。坊间养生理论非常多，每个人都有选择是否认同的自由，一个方法很多人执行都有成效，证明它有存在的价值，所以我自己一向是，如果我认为逻辑上可行，就做了再说，然后根据情况做出调整。

如果你是择食新手，你要注意，很多东西现在吃了没事，不代表真的没问题，这一点，我相信只要择食一段时间的人都会点头。很多择食初期没认真忌口的人，细胞修复期会来得又凶又猛，他们却不知道这跟他们吃了自己认为吃了没事的东西有关。当你忌口一段时间，身体变得干净而敏锐之后，就能用自己的身体来试；当你的身体反应不敏锐的时候，先照别人的经验来执行一段时间，等身体敏锐了，再去试别的书上写的，你就知道结果了！建议有疑问的人，可以严格择食半年后，试着连续吃一星期不去皮的老姜，或连续吃一星期炖煮一小时的肉，让你的身体告诉你结果！

图书在版编目（CIP）数据

吃到自然瘦 / 邱锦伶著 . -- 增订本 . -- 长沙：湖南科学技术出版社，2018.3（2023.10 重印）

ISBN 978-7-5357-9429-1

Ⅰ.①吃… Ⅱ.①邱… Ⅲ.①减肥—食物疗法 Ⅳ.① R247.1

中国版本图书馆 CIP 数据核字（2017）第 193759 号

上架建议：时尚生活·瘦身美容

CHI DAO ZIRAN SHOU
吃到自然瘦

著　　者：邱锦伶
出 版 人：张旭东
责任编辑：林澧波
监　　制：毛闽峰
策划编辑：肖雅馨
特约编辑：朱东冬
营销编辑：刘　珣　焦亚楠
封面设计：弘果文化传媒
版式设计：李　洁
出　　版：湖南科学技术出版社
　　　　　（湖南省长沙市芙蓉中路 416 号　邮编：410008）
网　　址：www.hnstp.com
印　　刷：长沙鸿发印务实业有限公司
经　　销：新华书店
开　　本：700 mm × 955 mm　1/16
字　　数：225 千字
印　　张：17.5
版　　次：2018 年 3 月第 1 版
印　　次：2023 年 10 月第 5 次印刷
书　　号：ISBN 978-7-5357-9429-1
定　　价：68.00 元

若有质量问题，请致电质量监督电话：010-59096394
团购电话：010-59320018